ABCÈS FROIDS

ET

TUBERCULOSE OSSEUSE

PAR

Le Dr LANNELONGUE

CHIRURGIEN DE L'HOPITAL TROUSSEAU
AGRÉGÉ A LA FACULTÉ DE MÉDECINE DE PARIS

Avec figures dans le texte et 12 planches
en chromolithographie

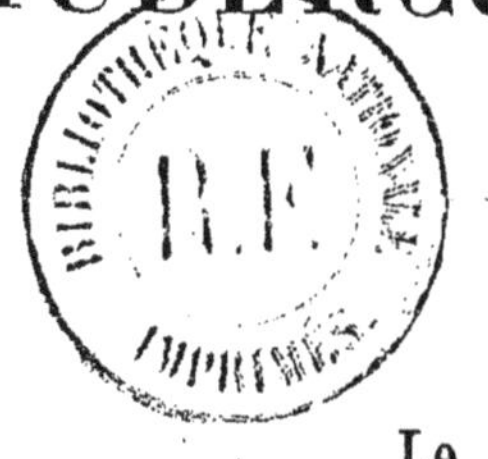

PARIS

ASSELIN ET Cⁱᵉ, LIBRAIRES DE LA FACULTÉ DE MÉDECINE
PLACE DE L'ÉCOLE-DE-MÉDECINE

1881

INTRODUCTION

Je dois répondre dès l'abord à une question fort naturelle qu'on doit se poser en voyant le titre de ce travail : abcès froids et tuberculose osseuse. Dans quel but ces deux choses sont-elles associées? Pourquoi n'est-il pas fait de chacune d'elles une étude à part?

La réponse peut être fort courte et se résumer en deux lignes : L'abcès froid est une tumeur tuberculeuse dès l'origine comme plus tard. En second lieu, l'affection tuberculeuse des os se complique presque toujours de suppurations : ces suppurations sont des abcès froids. Le contenu est identique de part et d'autre; la paroi a pour caractère exclusif dans les deux cas le même élément d'appréciation : le follicule ou le nodule tuber- culeux. Il en résulte une identité de nature qui rend obliga- toire le rapprochement que j'ai fait. Si l'on voulait se conformer aux règles d'une logique sévère, on devrait donc désormais appeler tuberculeuses ces collections d'une physionomie propre et d'allures toutes spéciales. La donnée d'étiologie trouverait ainsi une satisfaction plus complète. Nous nous servirons éga- lement de ces expressions tout en ne rejetant pas d'une manière absolue les termes consacrés par l'usage et la tradition.

D'autres raisons encore, différentes de celles que nous ve-

ABCÈS FROIDS

ET

TUBERCULOSE OSSEUSE

1615-80. — CORBEIL. Typ. et stér. CRÉTÉ.

nons d'énoncer, légitiment d'une manière aussi pressante le rapprochement de ces états pathologiques qui ne sont dissemblables qu'en apparence. Ce sont des considérations qui doivent contribuer à éclairer la nature du groupe des affections chroniques des os, dites scrofuleuses.

Malgré leur fréquence extrême, ces affections présentent de telles difficultés d'interprétation, soit au lit du malade, soit à l'amphithéâtre, qu'on éprouve souvent le plus grand embarras à leur donner une solution satisfaisante. Ce n'est pourtant pas faute d'avoir été l'objet de préoccupations et d'études sérieuses.

L'affection tuberculeuse des os, connue dans presque tous les temps, puisque Galien en faisait une cause des gibbosités de l'épine, ne devait cependant prendre sa véritable place dans le cadre nosologique que vers la première moitié de ce siècle ; c'est à Delpech que revient la gloire d'avoir à la fois soulevé la question et d'en avoir posé les points les plus saillants : une courte citation suffira pour montrer l'importance qu'il lui accordait et le rôle presque ignoré avant lui, qu'il lui faisait jouer (1). « Dans le lieu où existe un tubercule consistant et solide, le « tissu de l'organe primitif a disparu... ; dans un os on peut se « convaincre qu'il y a une véritable perte de substance ; en « effet, il existe une excavation profonde dans l'os sans tumé- « faction équivalente à l'extérieur. » Et plus loin, Delpech ajoute : « Un examen plus attentif démontre que les tubercules « développés, soit à la surface des vertèbres, soit dans les fibro- « cartilages intermédiaires, soit dans le centre même de la « substance osseuse, sont la véritable cause du ramollissement « osseux et de la destruction successive des corps des vertèbres. « On a trouvé les tubercules à diverses époques de la maladie,

(1) Delpech, *Maladies réputées chirurgicales*, t. III, p. 631. 1816.

« situés à diverses profondeurs dans le tissu vertébral, dans les
« parties molles environnantes ; on les a trouvés à différentes
« époques de leur durée et dans les états variés sous lesquels ils
« se présentent. »

Il restait cependant à faire pour les os ce que Bayle et Laënnec
venaient de faire pour le poumon. Ce fut l'œuvre de Nélaton, et
sa thèse de doctorat est le premier et le plus important travail
didactique entrepris sur ce sujet. Un mémoire important de
Nichet, de Lyon, sur la nature et le traitement du mal vertébral
de Pott, avait précédé de deux ans la thèse de Nélaton. De nouvelles publications la suivirent qui eurent surtout pour but de
compléter les données anatomo-pathologiques mises en lumière
par les auteurs précédents ; nous les citerons dans le cours de la
description. Mais il restait une lacune clinique importante ; ce
n'était que par exception, et presque uniquement d'ailleurs, dans
la colonne vertébrale, qu'on rapportait sur le malade les désordres produits à l'évolution tuberculeuse ; en un mot, on n'a-
vait établi que d'une façon incomplète l'expression symptomatique de la tuberculose osseuse. Cette vérité est si évidente que
si on ne trouvait pas dans d'autres organes, dans le poumon
surtout, d'autres marques de la tuberculose, on rejetait volontiers, faute de plus amples preuves, l'origine tuberculeuse de l'affection des os. Et, comme l'observation du malade était insuffisante, on s'en rapportait à l'anatomie pathologique qui ne se
présentait pas toujours avec les mêmes résultats. C'est qu'en
effet, elle n'envisageait d'habitude que des lésions ultimes dans
lesquelles la lésion primitive avait disparu, ou était rendue
méconnaissable par un travail de transformation et de destruction, auquel s'ajoutaient encore d'autres éléments qui la
rendaient plus complexe. Sans doute une mort accidentelle ou
causée par des complications étrangères permettait quelquefois
de trouver le mal à son début ; mais, même à cette période, il est

souvent difficile sans le concours de l'histologie d'en connaître
la véritable nature. D'ailleurs, un petit nombre de faits eût été
insuffisant pour justifier une théorie se présentant avec un certain caractère de généralité.

A plus forte raison ne pourrait-on formuler de conclusion en
présence de désordres multiples et complexes. Les lésions initiales ayant disparu, on ne trouve plus alors qu'une série d'états
anatomiques d'apparences très différentes où on n'aperçoit pas
ce lien unissant qui permet d'en embrasser tous les effets. Que
l'on prenne un mal de Pott dans lequel une vaste caverne a pris
la place de plusieurs corps vertébraux, que l'on prenne une
coxalgie ancienne dans laquelle la tête du fémur est réduite
presque à rien par ce qu'on est convenu d'appeler la carie : en
quoi peut-on trouver, dans l'examen de ce qui est, la raison de
ce qui a existé ? La caverne osseuse du mal de Pott a pour limite
un os condensé ou raréfié, de nouvelles productions osseuses
sont irrégulièrement jetées autour de la partie détruite ; de
même, dans cette tête du fémur on ne trouve plus que de grands
espaces aréolaires à l'état d'ulcérations et remplis par des fongosités, de la moelle jaune ou gélatineuse ou une sanie qui n'a
plus rien de comparable à la moelle proprement dite.

On chercherait inutilement la lésion primitive dans ces deux
types, elle a disparu pour céder la place à de nouveaux désordres dont elle a été cependant la cause provocatrice, mais qu'on
ne peut lui rapporter qu'à la condition de les trouver groupés
dans un certain ordre : cet ordre, nous l'indiquerons plus loin.

Il est vrai que, si l'on prenait soin de faire des fouilles sur
d'autres points du squelette, sur des os sains en apparence, on
mettrait quelquefois à découvert cette lésion primitive ; mais on
néglige ces recherches d'habitude ; de là, la nécessité de recourir à une autre méthode d'investigation pour arriver à la solution du problème. Cette méthode consiste à faire un examen

approfondi des altérations subies par les parties molles voisines où apparaissent et se forment, par un mécanisme particulier, ces suppurations qui n'ont pas d'analogie avec les suppurations inflammatoires ordinaires. On n'a pas suffisamment insisté sur ce point, que les lésions osseuses ne restent d'habitude qu'un certain temps confinées dans l'enceinte de l'os ; et il arrive en général, à une époque plus ou moins éloignée, que ces parties se trouvent envahies.

Comment se fait cette propagation des parties dures aux parties molles et quelle en est la nature : tel est le point sur lequel il convient d'autant mieux d'être fixé, que, s'il est insignifiant et sans importance, il ne changera pas les données acquises ; mais il mérite au contraire la plus grande attention s'il vient révéler un fait nouveau quel qu'il soit ; il acquiert alors une portée qu'on ne saurait lui contester. L'examen est au surplus facile, car les phénomènes se passent dans des parties accessibles, à la surface d'un os, et l'on trouve à chaque instant sur le malade l'occasion de choisir le cas que l'on veut observer. Mais ce n'est que par l'inspection microscopique que l'on peut établir la nature du travail qui s'accomplit. Déjà Robin (1) avait mieux fait connaître certains états de l'affection tuberculeuse des vertèbres ; quelques années plus tard Ranvier (2) étudie avec soin les granulations tuberculeuses du tissu osseux, et il fait cette remarque importante : Les granulations tuberculeuses, même réunies en îlots, occupent des surfaces étendues de la moelle sans qu'on en puisse soupçonner l'existence autrement que par une légère décoloration de ce tissu ; ce n'est, en un mot, qu'avec le microscope qu'on en peut affirmer la présence. Au surplus, il n'était question jusqu'alors que de la granulation

(1) Robin (Ch.), *in Gonzalez Echeverria*. Sur la nature des affections dites *tuberculeuses des vertèbres*. Thèse, Paris, 1860.

(2) Ranvier, *Tubercules du tissu osseux* (*Archives de physiologie normale et pathologique*, 1868, p. 87).

grise demi-transparente ou opaque de Laënnec, ce produit en quelque sorte essentiel de la tuberculose. Des recherches plus récentes de Friedlander, Köster, Charcot, Brissaud, Grancher, Malassez, Kiener, Martin, ont singulièrement agrandi le champ de la tuberculose par la découverte d'un tubercule type plus élémentaire que la granulation de Laënnec. De telle sorte que, si on est aujourd'hui encore loin de la vérité sur ce point, on est du moins engagé sur sa trace. Ce tubercule élémentaire que Friedlander avait décrit dans le lupus, Köster le rencontre dans les bourgeons charnus d'un certain nombre de tumeurs blanches. Partant de la même conception, Brissaud et Josias établissent un peu plus tard la nature tuberculeuse des gommes scrofuleuses. C'est à la même époque que je me livrais à l'étude des abcès froids. Après les avoir considérés dans leur état simple et dégagé de toute autre connexion, je les ai suivis dans leurs rapports avec les affections chroniques des os. Ils s'y rattachent souvent par le lien le plus direct ; ils n'apparaissent dans d'autres circonstances que pour venir témoigner de la nature même de ces affections. — Par la méthode dont je me suis servi j'ai pu recueillir un grand nombre de faits, procéder à beaucoup d'examens, et arriver ainsi à un travail d'ensemble qui n'avait pas encore été fait.

Ce mémoire se compose de trois parties. Une première comprend l'étude anatomo-pathologique et clinique des abcès froids proprement dits ; une seconde partie s'adresse aux abcès qui apparaissent dans le cours des affections chroniques des os et qui n'ont aucun rapport anatomique avec ces affections ; elle sert de transition naturelle entre la première et la troisième division du mémoire. La troisième partie enfin s'occupe de la tuberculose osseuse et des suppurations qui en dépendent. Les observations qui forment la base de ce travail ont été recueillies chez de jeunes sujets jusqu'à l'âge de quinze ans.

PREMIÈRE PARTIE

ABCÈS FROIDS PROPREMENT DITS OU ABCÈS TUBERCULEUX

La distinction établie entre les abcès froids et les abcès chauds est de date très ancienne ; et, bien qu'à diverses époques il existât sur la formation du pus des opinions qui n'étaient fondées sur aucune sévérité de jugement, néanmoins la démarcation entre ces deux variétés d'abcès était tellement accentuée qu'elle était depuis longtemps nettement formulée. On trouvait d'une part des phénomènes préalables, ceux de l'inflammation ; de l'autre, l'absence de toute réaction locale rappelant de près ou de loin un acte inflammatoire. Aussi les définitions de l'abcès froid sont-elles toutes analogues et indiquent-elles ce fait. Une seule, croyons-nous, fait exception ; c'est celle de Boyer (1), qui a défini l'abcès de la manière suivante : « Cet abcès résulte de la fonte purulente d'une tumeur dans laquelle les symptômes qui caractérisent l'inflammation n'ont pas été marqués, surtout au commencement de la maladie. » Ainsi Boyer constatait la présence d'une tumeur primitive, mais il ignorait quelle était la nature de cet engorgement préalable ; et, à l'époque où il vivait, il ne lui eût été guère possible d'être éclairé sur ce dernier point. Au surplus, il est probable que Boyer, comme les auteurs qui

(1) Boyer, *Traité des maladies chirurgicales*, 3e édition, t. Ier, p. 70.

ont suivi, considérait cet engorgement uniquement comme un état préparatoire à la formation du pus. Cela nous paraît si vrai que Thompson déclare que l'inertie des abcès froids n'est pas aussi grande qu'on le pense, et qu'on y trouve quelques phénomènes inflammatoires, un peu de douleur, un peu de chaleur locales. C'était en définitive accepter l'opinion défendue par Hunter (1) et émise avant lui par Simpson, Morgan, etc., qui considère le pus comme un produit de sécrétion d'une surface enflammée. En un mot, si le fait révélé à Boyer par l'observation pure, la constatation d'une tumeur antérieure, n'était pas une pseudo-membrane sécrétant le pus, ce fait n'avait plus aucun sens.

Cette dernière opinion fut soutenue par un ardent défenseur, Delpech de Montpellier : « Dans tous les cas où il y a du pus formé et déposé soit dans ce qu'on appelle improprement une cavité naturelle, soit dans ce qui mérite réellement ce nom, soit dans un espace insolite pratiqué dans l'épaisseur des parties, soit même à la surface d'une solution de continuité traumatique : partout on trouve un revêtement pseudo-membraneux ; nulle part le parenchyme des organes, les surfaces naturelles ne sont en contact avec la matière purulente. Bichat avait bien vu la pseudo-membrane à la surface d'une plaie, formant les mailles du tissu cellulaire commun, s'opposant au passage de l'air insufflé..... Mais il n'avait pas saisi le rapport constant de cette organisation accidentelle et de la formation du pus (2). »

Il serait actuellement superflu de chercher une harmonie entre cette conception d'une membrane isolable et la série des actes qui aboutissent à la suppuration dans l'inflammation. La question est jugée, les éléments constitutifs du pus existent à l'état d'infiltration avant d'être réunis en collection, et ils apparaissent dès le premier stade de l'inflammation. Il est vrai

(1) Hunter, *Œuvres complètes*, traduites par Richelot, III, 504.
(2) Delpech, *Chirurgie clinique de Montpellier*, 1828, t. II, p. 358.

qu'alors ils peuvent suivre diverses directions qui les conduisent indifféremment à un état d'organisation plus parfait ou qui les maintiennent à l'état stationnaire, mais peu importe, les éléments du pus n'en existent pas moins dans cette première période.

On ne saurait établir d'ailleurs aucun rapprochement entre ce résultat de l'inflammation et les phénomènes qui se passent dans les abcès froids. La tumeur primitive de ces derniers abcès est, ainsi que nous le verrons plus loin, une néoformation tuberculeuse, et, pour arriver à constituer l'abcès, elle traverse deux phases capitales dans son évolution. De ces deux phases une première a trait aux transformations que subit la tumeur elle-même, elle se ramollit et se liquéfie. La seconde phase se rattache à la formation et au développement d'une membrane périphérique qui limite, en les renfermant, les produits liquides de ce ramollissement.

Cette membrane a pour caractère propre de contenir dans son épaisseur des follicules ou des nodules tuberculeux.

CHAPITRE PREMIER

ANATOMIE PATHOLOGIQUE.

Description générale des abcès froids. — Tout abcès froid définitivement constitué est limité par une membrane : au centre de la tumeur primitive, les éléments, perdant de leur cohésion et de leurs qualités concrètes, se désagrègent pour former un liquide qui a plus ou moins d'analogie avec le pus ; à la périphérie par une disposition inverse à laquelle s'ajoute un phénomène incessant d'accroissement, de transformation et de propagation, ces mêmes éléments pressés les uns contre les autres s'étalent et se présenteront désormais sous l'aspect de parois membraneuses plus ou moins épaisses, plus ou moins consistantes.

Cette mention me paraît suffisante pour établir dès maintenant que la membrane qui limite les abcès froids est constante, et l'on voit de suite qu'elle joue un rôle capital dans l'évolution de ces abcès. Ce n'est plus en effet, comme on l'avait pensé, une simple paroi inerte, plus ou moins résistante, faite pour empêcher la diffusion du pus et protéger les organes voisins. Elle est, au contraire, essentiellement active et l'on peut dire que la membrane est tout et que l'abcès n'est que chose accessoire. La présence du pus n'est, en effet, qu'un acte secondaire ; il subit comme quantité des oscillations très variables, et ses caractères physiques se modifient sans cesse ; il peut même disparaître en entier par résorption ; mais la poche persiste, et, tant qu'elle persiste, on doit redouter tous les fâcheux effets de sa présence.

Qu'on me permette, en commençant, d'indiquer les procédés par lesquels cette étude a été faite. Un petit nombre de dissections ont été pratiquées à l'amphithéâtre, et c'est sur le vivant, qu'à l'aide des procédés suivants, je suis parvenu à extraire la poche.

Lorsque l'abcès occupe dans un membre le tissu cellulaire sous-cutané, il suffit d'appliquer la bande d'Esmarck pour disséquer la poche sans être gêné par le sang. Maintes fois, j'ai entièrement enlevé par une simple incision des poches du volume d'une noix ou d'une petite orange. C'était à la fois un mode de traitement efficace et un moyen d'étude avantageux.

Actuellement je procède autrement, au moins pour les abcès ossifluents; je me contente d'une simple incision droite ou courbe, de trois ou quatre centimètres, au point le plus déclive de la poche; je dissèque un court lambeau cutané que je relève au-devant de la paroi de l'abcès; celle-ci découverte, j'en excise une partie pour en faire l'étude. Une fenêtre se trouve ainsi pratiquée, laissant voir toute la surface interne de la cavité et permettant d'en faire la décortication complète. C'est la méthode thérapeutique rationnelle que j'ai cru devoir préconiser pour ces abcès.

Constitution anatomique de la paroi. — La paroi se dissèque aisément à moins qu'elle ne soit devenue l'objet d'un travail inflammatoire récent. Dans ce dernier cas, sa surface externe est en rapport avec des tissus plastiques et lardacés qui lui adhèrent, qui font corps avec elle. C'est par sa surface interne au contraire, toujours à nu dans le liquide, que nous commencerons cette étude; nous verrons ensuite la surface externe et les rapports qu'elle affecte avec les organes voisins.

Surface interne. — Cette surface présente des aspects divers en rapport avec certaines transformations et quelques circonstances locales que l'on doit connaître. Elle n'est presque jamais lisse et unie dans toute son étendue, plus ordinairement elle est inégale et villeuse. Des saillies arrondies comme des bourgeons sont quelquefois disséminées à la surface et lui donnent un aspect chagriné. Généralement, quand elle vient d'être ouverte sur le vivant, elle subit un mouvement de retrait et présente alors une série de dépressions linéaires et de crêtes saillantes. Mais ce ne sont pas les seules irrégularités qu'on puisse y constater. Fréquemment elle offre des boursouflures et des saillies exubérantes qui rappellent le chémosis conjonctival. Ces boursouflures sont tantôt pâles (chémosis séreux), tantôt plus rouges et analogues au chémosis inflammatoire. Quelquefois ces boursouflures se développent au point de constituer des diverticules libres, qui flottent dans le liquide comme les valvules conniventes de l'intestin; on dirait que la paroi s'est renversée sur elle-même dans la cavité. Nous avons trouvé une fois, après ouverture de l'abcès, une membrane flottante de trois à quatre centimètres de long, libre de toute attache, légèrement décolorée sans l'être complètement, semblable, à un examen superficiel, sauf la couleur, à une poche hydatique. Dans un autre exemple, nous avons reconnu un diaphragme incomplet dans le sein de la cavité, sans que la poche parût extérieurement bilobée (obs. LIII). Enfin, on voit souvent se dessiner sur la paroi interne de l'abcès de petites colonnes encastrées dues au relief des parties sous-jacentes, et cet état peut être assez accentué pour que la poche présente en certains endroits un aspect entièrement aréolaire et comparable à la surface interne du cœur. C'est à la présence de vaisseaux et de nerfs, de cordes tendineuses, des aponévroses dissociées, que sont dus ces aspects, et il arrive que la paroi dont l'envahissement est incessant, entoure complètement ces organes au lieu de les encastrer; ils deviennent alors libres dans la cavité et la traversent indifféremment dans un sens ou dans un autre (pl. I, fig. 1).

L'état lisse et uni se rencontre de préférence dans les points

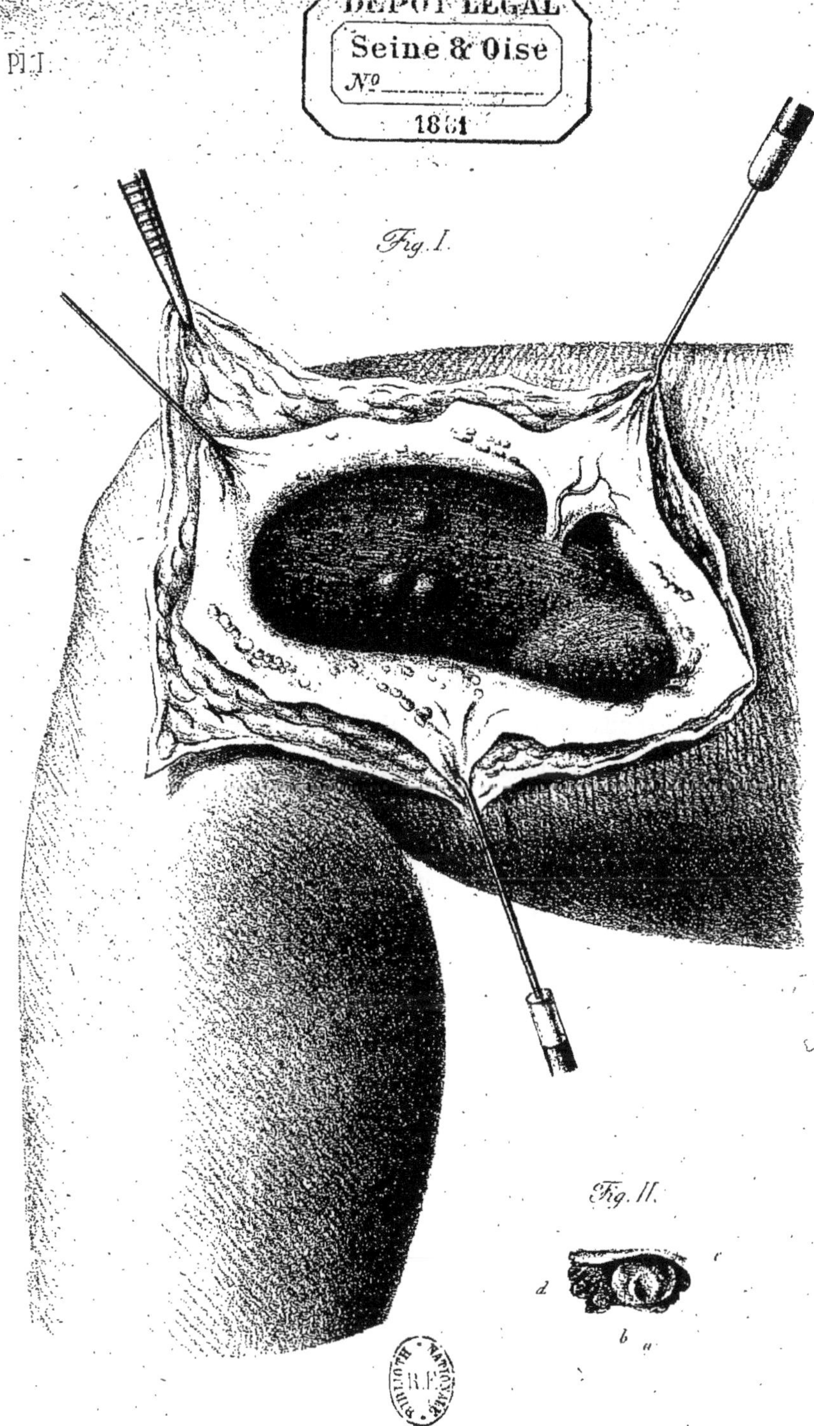

Fig. I. Cavité et paroi d'un abcès froid simple. Des bourgeons se détachent sur la face interne de la cavité; un vaisseau se trouve encastré dans la paroi.

Fig. II. Gomme sous cutanée abcédée. a, cavité. b, paroi. c, peau. d, graisse sous-cutanée.

de la poche qui ont subi les efforts d'une distension; en ces points la paroi est plus mince, moins vasculaire et d'une organisation qui semble définitive.

On observe de nombreuses nuances dans la coloration de la surface interne des abcès froids. Lorsqu'on y promène délicatement une éponge aussitôt après l'incision, on la trouve grisâtre, présentant un piqueté vasculaire, des stries rosées, des plaques ardoisées; ailleurs la coloration est d'un rouge foncé, il existe une congestion active tellement intense parfois, que des hémorrhagies se produisent spontanément sous l'œil de l'observateur par les efforts et les cris de l'enfant. Nous aurons l'occasion de revenir sur ces hémorrhagies très communes dans les abcès froids, qui sont à la fois *pariétales* et *cavitaires*. Elles trouvent une explication très simple dans le défaut de résistance des grands vaisseaux capillaires, qui serpentent dans la paroi au milieu d'éléments qui ne leur prêtent pas un support suffisant, étant sans cesse eux-mêmes en voie de destruction.

Enfin, la surface interne est décolorée ou offre une coloration franchement jaune, due à des dépôts caséeux adhérents, disposés comme des stratifications successives, ou réunis en gros amas. Ce fait est important, il sera l'objet de commentaires ultérieurs lorsque la poche sera histologiquement définie. A côté des portions ainsi colorées en jaune, on peut voir des plaques rosées, grisâtres, ardoisées, comme précédemment.

En résumé, la surface interne de la poche peut présenter des états différents suivant l'âge des éléments qui la constituent et les modifications qu'ils ont subies.

Cavité de l'abcès. — La cavité proprement dite est simple, c'est-à-dire à une seule loge, ou elle est multiloculaire. Dans le premier cas, elle est arrondie, ovoïde ou cylindrique; dans le second il existe une ou plusieurs loges principales avec des cavités plus petites. On peut voir quelquefois de vastes abcès superficiels, ayant cette forme multilobée et présentant en outre deux ou trois bosselures plus petites. — La communication entre ces loges affecte des dispositions variables ; tantôt c'est un simple rétrécissement, un sinus, et la poche est en bissac. D'autres fois, l'orifice est plus étroit et serré ; c'est un anneau aponévrotique naturel élargi, ou un orifice accidentel formé dans l'intervalle des muscles et même des faisceaux d'un muscle, comme on peut le voir dans l'observation X.

On a décrit, dans les abcès par congestion, ces longues cavités à poches multiples, descendant du tronc dans les membres en traversant le thorax et l'abdomen. Pareille disposition peut se produire dans les abcès froids simples, et j'en donne une observation remarquable à d'autres titres. La cavité s'étend du grand trochanter, d'ailleurs sain, sous le fascia lata jusqu'au-dessus du genou ; au milieu de la cuisse, le fascia lata est perforé et l'abcès forme une loge sous-cutanée ; dans ce trajet, qui a 20 centimètres de long, l'abcès présente trois renflements en chapelet.

Au surplus, toutes les fois que la poche est située profondément et qu'elle doit parvenir sous la peau en passant entre les muscles et surtout en traversant les aponévroses, elle crée, par un mécanisme comparable à celui des tumeurs envahissantes, des orifices de communication qui donnent la clef de toutes les variétés anatomiques dont nous venons de parler.

Surface externe. — L'extirpation précédée de l'application de la bande d'Esmarck pour les abcès d'un médiocre volume, comme celui d'une noix ou d'une petite pomme, ou la dissection partielle avant la décortication, nous ont permis d'examiner un très grand nombre de fois la surface externe de ces abcès. Elle est généralement lisse et assez unie, de couleur grise ou d'un blanc grisâtre, toujours plus pâle que la surface interne. L'état lisse de la surface se rencontre surtout lorsque la paroi de l'abcès est contiguë à une aponévrose, ou lorsqu'elle est libre dans une couche cellulo-graisseuse comme dans le pannicule graisseux sous-cutané. Le même état se rencontre encore dans les cavités profondes anciennes, adjacentes aux enveloppes des muscles et aux cloisons inter-musculaires. Mais dans d'autres circonstances, surtout dans les points où la poche est en voie d'évolution, on constate à l'œil nu une véritable continuité avec les tissus voisins ; la paroi de l'abcès leur est reliée par un nombre infini de liens vasculaires beaucoup plus visibles qu'à l'état normal. On voit, en résumé, dans le tissu cellulaire qui entoure la poche, des vaisseaux dilatés et quelquefois engorgés, tels qu'il ne s'en présente jamais dans le tissu cellulaire normal.

A un degré plus avancé, correspondant à une évolution plus active, la surface externe présente de petits prolongements coniques ou conoïdes, véritables bourgeons comparables aux végétations molles des plaies : ces végétations extérieures suivent d'habitude les vaisseaux et pénètrent dans les organes circonvoisins. Elles s'insinuent dans les orifices normaux des tissus fibreux, des aponévroses par exemple ; et, quand on a enlevé la poche, on remarque dans ces tissus des criblures anormales et exceptionnelles, déterminées par la pénétration de ces bourgeons dans les orifices vasculaires normaux, dilatés par ces bourgeons. Le même aspect se rencontre dans le périoste. Lorsque l'abcès froid repose, comme au pied, sur des tissus ligamenteux et fibreux, les prolongements vasculaires, véritables bourgeons, pénètrent dans les intervalles des tissus fibreux, et s'insinuent quelquefois fort loin de la poche proprement dite ; ils forment alors des prolongements fongueux et rosés, qu'il importe de connaître pour faire l'excision totale. Nous ne parlons ici que des abcès froids simples, car pour les abcès ossifluents qui siègent dans les mêmes régions, cet état est encore plus accentué et la poche envoie dans tous les sens des prolongements, qui sont comme les premières travées directrices de l'envahissement des parties éloignées, par des éléments qui doivent plus tard entrer dans la constitution de l'abcès.

Cette apparence extérieure de la poche prend dès maintenant une signification qui ne sera établie définitivement et avec une précision rigoureuse que par l'histologie des abcès froids. Elle indique, en effet, le mécanisme du développement de l'abcès ; ce mécanisme n'a rien de passif et ne relève nullement d'une distension de la paroi par son contenu. C'est un acte vital et essentiel, antérieur, au surplus, à l'existence du liquide dans la cavité. Il serait cependant inexact de prétendre que les parois des abcès froids n'éprouvent pas de distension, et que cette influence n'intervient pas au moins accidentellement pour déterminer le sens de la propagation. Je méconnais d'autant moins cette action nouvelle que je donne les caractères qui peuvent la faire reconnaître : dans les points où la distension est grande et la résistance des tissus faible, la paroi devient mince et ténue comme les feuillets d'un livre, tandis qu'elle est beaucoup plus épaisse sur d'autres points moins distendus. Enfin, lorsqu'il s'est produit un travail inflammatoire qui retentit également sur les tissus extérieurs à la poche, celle-ci repose alors sur des parties infiltrées d'éléments embryonnaires.

Dans les abcès ouverts depuis longtemps, la cavité se rétrécit et est souvent réduite à un trajet. La paroi proprement dite ayant été l'objet de poussées inflammatoires fréquentes n'est plus aussi facilement isolable ; elle se confond avec les tissus et organes voisins, que ces organes soient des muscles, des viscères, le tissu cellulaire, etc. Ces organes ou ces tissus sont épaissis, indurés, au niveau des trajets ; leur texture propre a presque entièrement disparu par l'envahissement des cellules embryonnaires qui infiltrent leurs propres éléments, les étouffent et finalement les détruisent. Les muscles perdent d'abord leur couleur, puis leurs faisceaux s'indurent, ils s'infiltrent de leucocytes ; plus tard ils prennent l'aspect d'un tissu lardacé, et leur coupe crie sous le scalpel à la manière des tissus les plus consistants.

Rapports généraux avec les organes voisins. — Devant étudier dans un chapitre à part le mode de propagation de la paroi des abcès froids, et la manière dont les tissus voisins sont envahis, nous ne ferons qu'indiquer rapidement les rapports généraux avec les organes voisins. Nous laissons donc de côté pour le moment les connexions qui s'établissent avec ces tissus, et nous ne parlerons maintenant que des abcès froids des membres, les abcès froids des cavités du tronc étant presque toujours des abcès parenchymateux ou des abcès par congestion qui nous occuperont plus tard.

Dans les membres ou dans les parois du tronc, les abcès froids se placent dans les grands espaces inter-musculaires superficiels ou sous-aponévrotiques. Ils affectent dès lors des rapports avec les muscles, les tendons, les articulations et les os. Les muscles et les tendons étant sujets à des modifications de volume et de longueur, la paroi de l'abcès qui s'étale à leur surface et leur est accolée d'une manière lâche ou d'une manière plus intime, suit ces déplacements ; elle est donc sujette à des variations de forme, et cela explique les plis et les inégalités proéminant dans la cavité de l'abcès. Il y a plus, ces organes, muscles, tendons, aponévroses, après avoir agi mécaniquement sur la paroi, peuvent être envahis par elle, de la même manière que le tissu cellulaire, le derme de la peau, etc., Dans une de mes observations (obs. X) le muscle grand pectoral se trouve détruit dans une étendue importante, et très aminci dans le reste de son étendue, par un vaste abcès froid profond qui était venu proéminer à sa surface. Nous avons de même constaté la destruction partielle du grand fessier et d'autres muscles encore, l'envahissement des tendons et de leurs gaines. Comparables aux tumeurs sarcomateuses, les éléments néoplasiques de la paroi des abcès froids gagnent de proche en proche les tissus voisins, en amènent la destruction et se substituent en définitive à leurs éléments.

Les rapports des abcès froids simples avec les articulations et les os sont fréquents, et il est non moins commun de rencontrer de sérieuses difficultés pour établir l'indépendance de ces abcès ou leur subordination à une lésion du squelette. C'est qu'en effet des ostéites chroniques anciennes, des tumeurs blanches, ont pu guérir plus ou moins complètement, et des abcès circonvoisins se sont formés, qui paraissent n'avoir avec les organes sous-jacents que des relations de voisinage. Dans une observation qu'on lira plus loin, une fille de quatorze ans était atteinte depuis deux ans d'une tumeur blanche du genou ; elle présentait au côté interne de cette articulation un abcès froid enkysté, n'ayant aucun rapport avec les os, ni avec l'articulation ; je m'abstiens pour le moment de toute explication sur ce fait et sur les nombreux exemples analogues à celui-là ; mais j'y reviendrai après avoir étudié la tuberculose osseuse, en donnant un aperçu sur les types d'abcès qui s'y rattachent directement ou indirectement, récemment ou tardivement.

Citons encore un exemple, où l'origine de l'abcès eût été méconnue, si on n'y avait pris le plus grand soin. Une petite fille de trois ans et demi portait depuis deux mois un gonflement douloureux de la partie moyenne du tibia gauche. Un abcès froid s'était formé et avait atteint le volume d'un œuf de pigeon ; il était sensible et entouré d'un bourrelet adhérent au périoste. Après avoir largement ouvert la poche, on constata l'intégrité du périoste sous-jacent ; mais, en y regardant de plus près, en cherchant avec soin sous les plis des fongosités, on finit par découvrir un orifice gros comme une lentille par lequel sortaient ces fongosités. A cet orifice faisait suite un trajet, pénétrant à 3 millimètres de profondeur dans l'épaisseur du tissu compact de l'os. Tel était donc le point de départ de l'abcès froid ; il aurait certainement échappé à un examen superficiel, tant la lésion initiale, d'ailleurs en voie de guérison, était petite, en comparaison de la lésion consécutive, c'est-à-dire de l'abcès. L'inspection microscopique démontra dans ce fait que la paroi de l'abcès était remplie de tubercules élémentaires.

Les relations des abcès froids avec les os et les articulations sont tellement communes, que l'on doit toujours les soupçon-

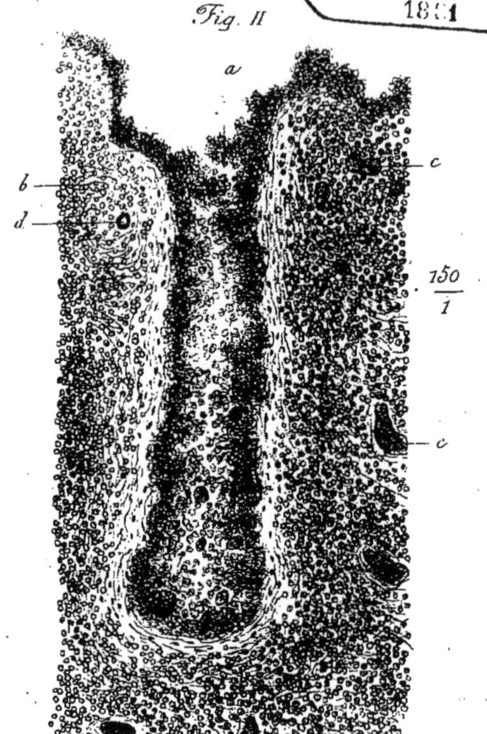

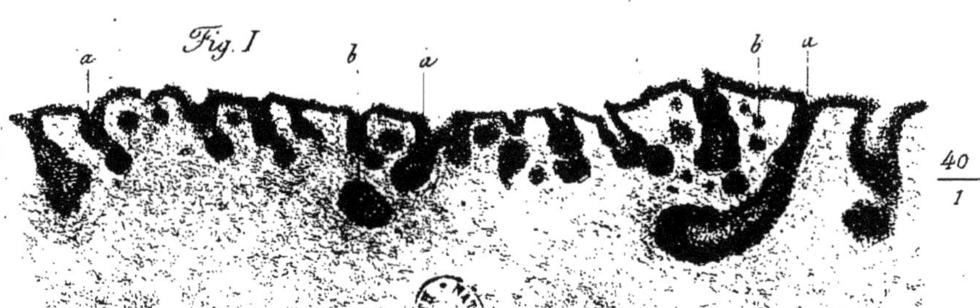

Fig. 1. — Coupe d'ensemble de la paroi d'un abcès froid. Cette coupe ne comprend que le bord tangent à la cavité; on y voit les ouvertures de nombreux follicules tuberculeux a, a, a. — Des tubercules élémentaires b, b, sont disséminés le long de ce bord; d'autres sont sur le point de s'ouvrir dans la cavité de l'abcès.

Fig. II. — Follicule tuberculeux ouvert dans une anfractuosité de la cavité de l'abcès; a, lumière du follicule rempli d'éléments embryonnaires et de quelques cellules géantes, en voie de destruction. — b, cellules embryonnaires de la paroi. — c, c, cellules géantes. d, vaisseau embryonnaire.

Fig. III. — a, follicule tuberculeux; b, cellules embryonnaires de la paroi.

P. 19.

ner et rechercher avec un soin extrême les origines osseuses. Nous ne devions que les signaler ici, ce chapitre étant uniquement consacré aux abcès froids idiopathiques.

Étude microscopique des parois des abcès froids. — Je l'ai déjà dit, quelques auteurs avant Hunter, et après lui Dupuytren, et surtout Delpech, avaient insisté sur l'existence d'une membrane plus ou moins comparable à la couche des bourgeons charnus des plaies, circonscrivant l'enceinte de la cavité des abcès froids. Mais, en établir le caractère constant sur le vivant ne pouvait être fait que par la dissection ou la décortication de cette même paroi. D'autre part, en faire une étude plus approfondie, en établir la véritable nature et montrer qu'elle n'existe qu'en vertu de l'apparition de produits élémentaires spécifiques, dont l'évolution se rattache aux diverses phases que suit cette membrane elle-même, impliquait l'intervention de l'examen microscopique ; c'est à cette étude que j'ai été naturellement conduit par l'emploi des procédés qui me permettaient de prendre la paroi en totalité ou en partie. Les préparations ont été faites au laboratoire du Collège de France par M. Vignal, répétiteur au laboratoire de M. Ranvier ; je suis heureux de le remercier ici du soin et de la part qu'il a pris à cette collaboration.

Je tiens aussi à remercier M. Ranvier de l'obligeance avec laquelle il a accueilli et suivi ces travaux dans son laboratoire.

Description générale d'une coupe de la paroi d'un abcès froid. — En se servant d'abord d'un faible grossissement (25 à 60 diamètres) pour l'examen de coupes perpendiculaires de près de 1 centimètre de long, on trouve diverses apparences que l'on peut résumer dans une esquisse générale rapide. Le bord tangent à la cavité n'est pas uni ; il présente des sinuosités, de grandes dentelures d'inégale longueur, et quelquefois des anfractuosités en forme de cratère (pl. II, fig. 3). Des fissures simples ou rameuses, à direction rectiligne d'habitude plus rarement obliques, pénètrent profondément dans la paroi et séparent les anfractuosités précédentes. Terminées par des culs-de-sac arrondis ou ovoïdes, ces fissures ou plutôt ces trajets ont un aspect caractéristique et ne sauraient trouver de meilleure comparaison qu'avec les glandes en tubes isolées. Quelques-uns de ces trajets aboutissent à une cavité placée dans l'épaisseur même de la paroi.

La présence de ces cavités pariétales, petites et arrondies, ou plus allongées et inégales, appelle ensuite immédiatement l'attention de l'observateur. Ces cavités sont ouvertes, c'est-à-dire vides de leur contenu ou sur le point de le devenir. On en rencontre deux, trois, ou davantage dans une préparation, mais on les trouve si fréquemment que l'on peut dire que toute membrane d'abcès froid qui a un peu vieilli en est pourvue. En résumé : cavités spacieuses et irrégulières, petites cavernes en voie de formation, follicules communiquant avec la cavité de l'abcès, tels sont les premiers points saillants de la préparation.

La paroi est exclusivement formée d'éléments cellulaires embryonnaires ; depuis le bord interne de l'abcès jusqu'à sa limite extérieure dans les tissus voisins, ces éléments forment une couche continue qui n'est interrompue que par quelques foyers hémorrhagiques, de gros vaisseaux capillaires embryonnaires et par des amas caséeux. Ici, les éléments embryonnaires sont irrégulièrement distribués, juxtaposés comme les cellules épithéliales ou pressés les uns contre les autres ; à côté ils présentent un groupement remarquable, et ils se trouvent rangés autour d'une cellule géante, ou associés entre eux de manière à constituer des corps arrondis ovoïdes dont on suit aisément les évolutions successives ; enfin, il en est qui s'ouvrent dans les follicules ou les cavernes signalées plus haut. En un mot on découvre facilement une disposition de certains éléments dans un ordre déterminé et précis, que l'irrégularité dans la distribution des autres fait encore mieux ressortir. Au surplus la paroi est d'inégale épaisseur, et si l'on parcourt le champ d'observation depuis son bord libre jusqu'à ses limites adhérentes, on est promptement édifié sur la nature des différents aspects que présente ce territoire de cellules et sur les transformations qui se font dans les diverses zones de la paroi. Le bord libre est plutôt un contour granuleux qu'une ligne arrêtée ; des fragments de cellules que ne colore plus le carmin, des bâtonnets ou des fragments irréguliers de fibrine, des amas irréguliers sans forme, prêts à tomber dans la cavité de l'abcès et ne tenant plus que par un angle ou un bord, des cellules enfin, mêlées a des noyaux granuleux et granuleuses comme eux, forment ce contour.

La zone qui suit ce contour se compose tantôt de cellules embryonnaires presque toujours granuleuses, tantôt de cellules épithélioïdes à un, deux et quelquefois plusieurs noyaux. Comme les précédentes, ces cellules sont à peine colorées par le carmin, elles sont infiltrées de granulations et en voie de destruction sur bon nombre de points. Au milieu d'elles se rencontrent des cellules géantes libres ou faisant partie d'un follicule, des tubercules élémentaires à tous les âges, des follicules ouverts dans l'abcès, des amas exclusivement caséeux, et quelquefois des foyers hémorrhagiques disposés en nappes ou sous forme de traînées le long des capillaires détruits. Toutes ces particularités, très diverses, n'ont cependant rien d'insolite. Comme nous le dirons ultérieurement, elles se rattachent exclusivement à des altérations plus ou moins avancées de dégénérescence et de mort, d'un certain nombre d'éléments anatomiques de cette couche. Beaucoup plus uniforme et d'une autre nature se trouve la zone la plus excentrique limitrophe des tissus ambiants. Celle-ci est presque exclusivement composée de cellules embryonnaires fortement colorées par le carmin, et disposées de la façon la plus irrégulière. De petits tubercules élémentaires d'une époque plus récente que dans la couche précédente y sont épars et reconnaissables au mode d'association des éléments qui les forment.

Les tissus environnants sont envahis à des degrés différents par cette prolifération embryonnaire abondante au point d'être excessive, et remarquable en outre par la tendance qu'a le tissu conjonctif de proliférer à tel point que souvent il détruit les éléments qu'il entoure ; il est aussi envahi par cette même prolifération cellulaire, et il s'infiltre d'éléments embryonnaires et lymphatiques.

De telle sorte que, si on se livre à une comparaison devenue presque nécessaire des deux limites de la paroi, il en ressort cet aperçu qui permet de comprendre l'évolution de tout abcès froid. En dedans, du côté de la cavité, les éléments organisés sont l'objet d'un travail incessant de désagrégation et de destruction, d'où résulte l'augmentation de volume du contenu. En dehors, dans les tissus, il existe au contraire une prolifération pleine d'activité jointe à une organisation plus ou moins avancée, qui n'a de temps d'arrêt que dans les résistances locales provenant d'obstacles tirés de la texture même de ces tissus. Et, dans l'intervalle de ces deux limites, les éléments obéissent à l'une ou à l'autre de ces tendances ; ou ils se détruisent et leurs débris s'amassent dans des cavernes, dans les follicules tuberculeux, ou bien ils s'unissent les uns aux autres pour former du tissu conjonctif, comme on le voit autour de la paroi de certains vaisseaux par exemple.

Description des tubercules de la paroi. — Cavernes et cavités. — Transformation caséeuse. — Foyers hémorrhagiques pariétaux. — La description générale qui précède était nécessaire, mais elle serait incomplète et manquerait de sens, si elle ne comprenait pas un examen plus approfondi de la donnée la plus essentielle de cet échafaudage ; je veux parler des tubercules élémentaires dont nous n'avons pour ainsi dire que fait entrevoir l'existence. Or, ces tubercules se présentent sous différents états qu'il importe d'envisager. Nous ne nous attarderons pas dans l'examen des discussions que soulève le tubercule élémentaire tel que l'a défini Köster. Ne pouvant trouver dans un

Pl. III.

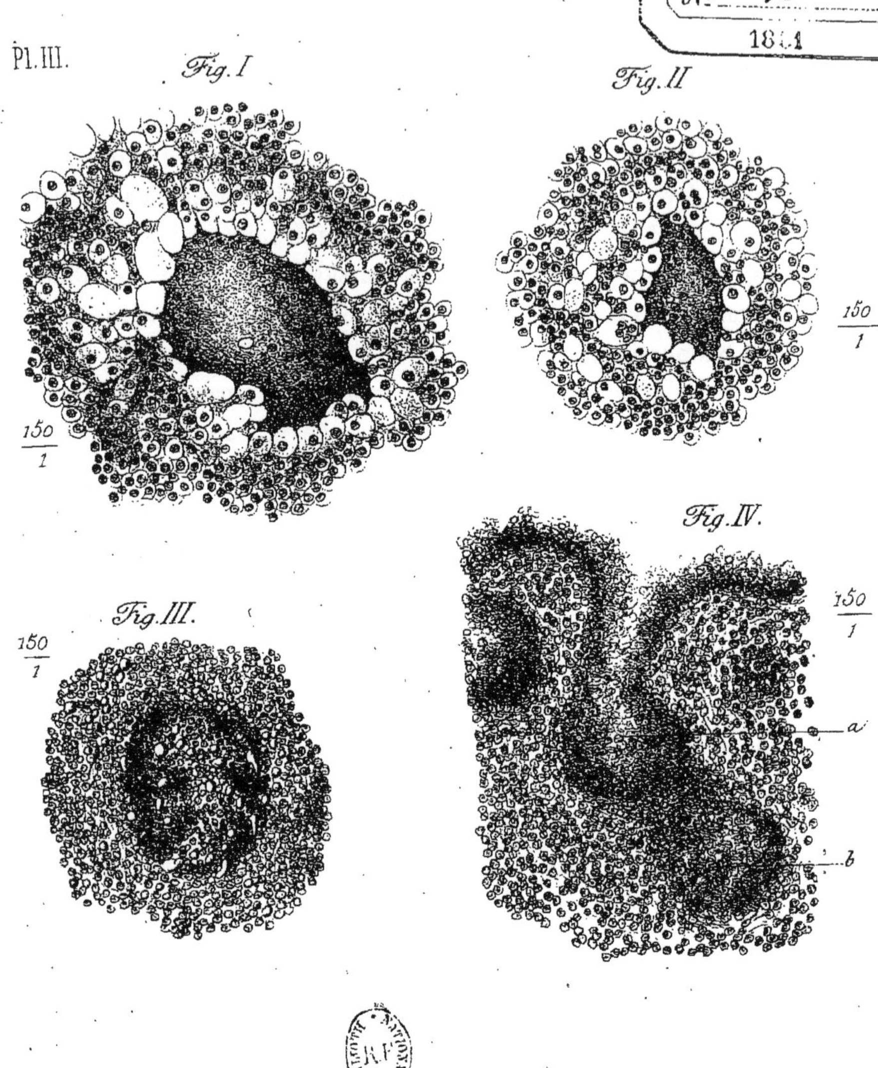

Fig. I et II. Tubercules dont une cellule géante forme le centre; préparation au bichromate d'ammoniaque.

Fig. III. Tubercule élémentaire avec de nombreuses goutelettes de graisse.

Fig. IV. a, follicule tuberculeux ouvert dans la cavité de l'abcès. b, un tubercule voisin en voie de transformation caséeuse, est sur le point de s'ouvrir dans le follicule précédent.

élément spécial et spécifique, bien défini anatomiquement, le criterium de la tuberculose, le plus grand nombre des histologistes d'aujourd'hui considèrent que c'est sur le groupement et le mode d'association d'un certain nombre d'éléments anatomiques que doit reposer toute distinction fondamentale. C'est à ce groupement ordonné, établi sur des rapports réciproques et constants, que le professeur Charcot, avec sa haute et légitime autorité, a donné le nom de follicule tuberculeux.

Parvenu à complet développement, un follicule microscopique est un corps arrondi ou très légèrement ovoïde, et son centre peut être occupé par une, deux ou plusieurs cellules géantes de forme généralement arrondie ou irrégulière. Ces cellules prennent quelquefois des proportions gigantesques (pl. III, fig. 1 et 2). Elles sont opaques et présentent parfois un grand nombre de noyaux. Immédiatement autour d'elles et sur leurs bords se trouve une collerette plus ou moins complète d'éléments embryonnaires fortement colorés par le carmin ; plus en dehors on rencontre une zone importante de grandes cellules dites épithélioïdes, remarquables par le grand volume du protoplasma, au sein duquel on trouve un noyau plus ou moins volumineux. Ces cellules sont parfois granuleuses et leurs noyaux ont disparu, fait qui indique que le tubercule devient caséeux ; elles forment quelquefois deux ou trois rangées concentriques autour de la cellule géante, et c'est dans leurs intervalles que s'engagent les prolongements de la cellule géante, lorsque celle-ci en possède.

Enfin, cette couche de cellules épithélioïdes est elle-même entourée d'éléments embryonnaires disposés en cercle autour d'elle ou perdus indifféremment dans les éléments voisins. Tel est le follicule tuberculeux, sur lequel Brissaud vient encore d'appeler l'attention dans un récent mémoire sur les tuberculoses locales paru dans les *Archives générales de médecine* (1).

(1) E. Brissaud, *Tuberculoses locales (Archives générales de médecine,* p. 129, août 1880).

Non seulement on le rencontre sous cette forme dans les parois des abcès froids, mais il y apparaît encore sous un autre état, lorsque parvenu à une période plus avancée, il s'est ouvert dans la cavité de l'abcès. Il est alors comparable d'aspect, à un follicule glandulaire (pl. II, fig. 2 et 3); mais, avant de décrire les transformations qui le conduisent par étapes à ce dernier état, nous croyons nécessaire d'établir que le follicule, constitué comme précédemment, n'est pas la forme exclusive du tubercule élémentaire. La cellule géante n'en est pas un élément constant, et l'étude de la paroi des abcès froids en fournit abondamment la preuve. Tandis que les follicules à cellules géantes occupent de préférence le voisinage du bord libre de la paroi, et qu'ils sont là disséminés au milieu d'éléments en voie de destruction et à côté de cellules géantes libres, on rencontre dans les régions plus extérieures de la paroi, dans la zone d'envahissement, des corps de nouvelle apparence (pl. IV). Ce sont de petites masses arrondies, de même forme et de mêmes dimensions que le follicule proprement dit, exclusivement composées de cellules embryonnaires très impressionnables au carmin. Le contour de ces masses est très net, bien qu'elles soient entourées de cellules analogues dispersées. Sur quelques-unes d'entre elles, on voit se former au centre un premier travail de dissociation marqué par un état granuleux dans les cellules, et par l'interposition d'une substance opaque et amorphe entre elles. Il est possible que ce dernier aspect indique un acheminement, un premier pas vers la formation de la cellule géante centrale, et telle est l'opinion de Gombault (1) et de Brissaud (2) surtout, qui fait passer le follicule par cette phase intermédiaire. Mais qu'on donne aux cellules géantes une telle origine ou qu'on admette, comme autrefois Cornil (3), « qu'elles naissent toujours dans l'intérieur d'un vaisseau obli-

(1) Gombault, Société de biologie, août 1878.
(2) E. Brissaud, *loc. cit.*
(3) Cornil, *Journal de l'anatomie et de la physiologie*, 1878.

Pl. IV.

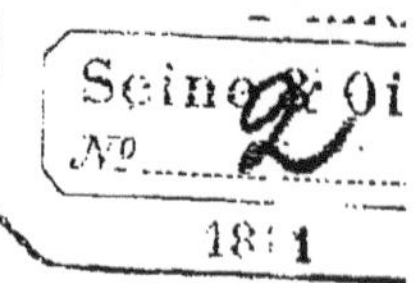

Coupe de la plus grande partie de l'épaisseur de la paroi d'un abcès froid. a, a a, Tubercules élémentaires. b, b, est le tissu de cellules embryonnaires qui constitue la paroi. c, c, cellules géantes. d, couches de cellules embryonnaires en voie de destruction sur le point de se détacher de la paroi pour tomber dans la cavité de l'abcès.

Karmanski ad. nat. del. et lith.

Imp. Lemercier et Cie Paris

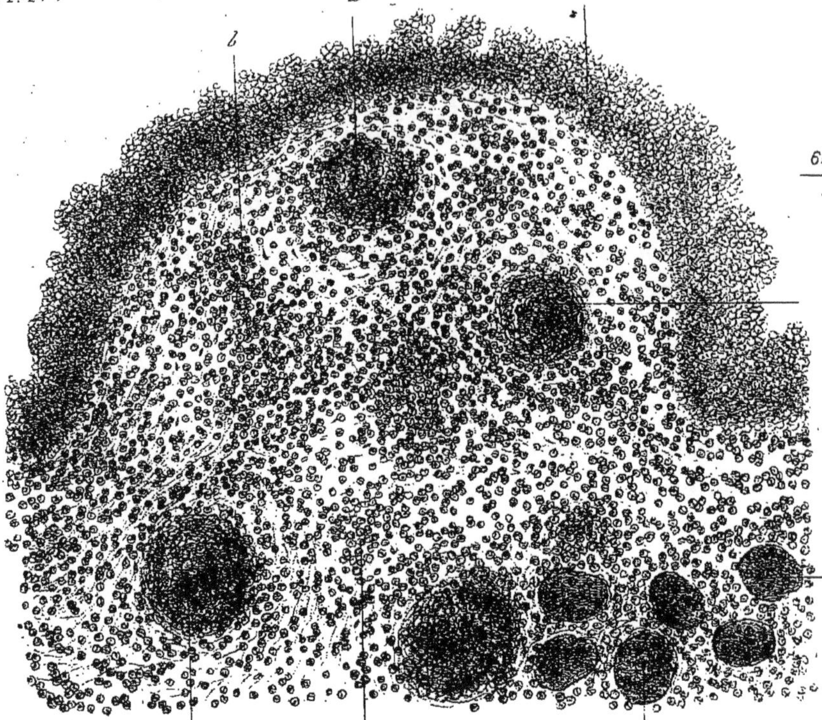

téré, par le fait du développement des cellules lymphatiques ou endothéliales aux dépens de la fibrine et des globules rouges du sang, » peu importe, et nous nous bornerons à constater qu'un grand nombre de tubercules élémentaires ne possèdent pas ces gigantesques éléments sur lesquels on a tant discuté. Et comme on les rencontre dans les circonstances les plus diverses en dehors de la tuberculose, on ne saurait admettre l'hypothèse de Schüppel (1), dans laquelle la cellule géante était l'élément spécifique et essentiel du tubercule. Au surplus les récentes recherches de M. Kiener (2), H. Martin (3), Malassez (4) tendent à faire prévaloir cette opinion que la granulation tuberculeuse à cellules géantes et épithélioïdes est une néoformation complexe et plus compliquée. Mais tandis que, pour M. Kiener, les nodules primitifs caractéristiques auraient une structure différente d'après leur siège initial et formeraient ainsi plusieurs types à évolution spéciale, M. Malassez a vu, sous l'endothélium d'épiploons tuberculeux, les tubercules uniquement constitués par une accumulation de cellules lymphoïdes et embryonnaires. « Ce sont bien, dit-il, des granulations tuberculeuses, car on trouve tous les intermédiaires possibles entre elles et des granulations plus complexes, lesquelles sont évidemment tuberculeuses. » M. H. Martin a du tubercule élémentaire la même opinion ; il y ajoute seulement cette donnée, que le tubercule des séreuses serait formé à son début par une accumulation de globules blancs, sortis des vaisseaux par diapédèse ; infiltrant les parois vasculaires, ces globules s'accumulent, se tassent et constituent dès lors le nodule caractéristique. Les cellules géantes ne seraient qu'un accident d'évolution qui manquerait dans un tiers des cas.

Les recherches précédentes, on le voit, viennent confirmer

(1) Schüppel, *Untersuchungen über lymphdrüsen Tuberculus.* Tubingen, 1871.
(2) Kiener, *Sociélé de biologie*, 1880.
(3) H. Martin, *Thèse de Paris pour le doctorat*, 1879.
(4) Malassez, *Société de biologie*, 1880.

l'identité de nature entre les nodules arrondis dépourvus de cellules géantes, et les vrais follicules tuberculeux. Les uns et les autres, d'ailleurs, suivent une évolution de même nature, non identique, mais parallèle et conduisant au même résultat.

Ce sont les parties centrales des follicules ou des nodules élémentaires qui deviennent le siège de cette altération qui conduit à la déchéance de leurs éléments. La cellule géante devient granuleuse, ses noyaux disparaissent, les cellules épithélioïdes qui l'environnent sont ensuite l'objet du même travail de désorganisation ; dans leurs intervalles une matière caséeuse apparaît et remplit les vides. Dans un nodule plus simple les mêmes phases se reproduisent dans un ordre identique. La zone embryonnaire périphérique est celle qui résiste le plus longuement, et on rencontre quelquefois dans les préparations le centre des tubercules élémentaires transformé en foyers caséeux, dont les parties manquent de cohésion et sont prêtes à tomber, tandis qu'on retrouve à la périphérie une zone limitante de cellules embryonnaires presque intacte ou n'ayant subi qu'un envahissement partiel.

Mais avant d'arriver à cette destruction définitive, il existerait une phase intermédiaire qui a été bien décrite par M. Grancher (1), et je ne crois pouvoir mieux faire qu'en le citant textuellement. « Un des points les plus remarquables de cette altération cellulaire est la soudure des cellules voisines. Tandis que dans une inflammation catarrhale pure et simple les cellules tuméfiées se détachent et flottent dans un exsudat fluide ou demi-fluide ordinairement muqueux, et subissent rapidement la dégénérescence graisseuse, on voit, dans cette inflammation épithéliale vitreuse, les cellules énormément distendues s'accoler et se souder pour former une masse compacte et cohérente, de sorte que les qualités physiques de la zone caséeuse du tubercule jeune à savoir : la sécheresse, l'éclat, la cohé-

____

(1) Grancher, *Tuberculose pulmonaire* (*Archives de physiologie normale et pathologique*, p. 20, 1878).

sion, s'expliquent admirablement quand on connaît l'altération si particulière des cellules épithéliales..... Ce processus a une évolution spéciale ; il constitue un mode de destruction distinct de l'infiltration granulo-graisseuse et qui mérite d'être appelé dégénérescence vitreuse..... La dégénérescence vitreuse des cellules ne tarde pas en effet à faire place à une infiltration granulo-graisseuse qui précède l'élimination moléculaire et la formation des cavernes. »

Quoi qu'il en soit du follicule ou nodule tuberculeux, la caséification s'étend aux cellules voisines qui subissent les mêmes effets de désagrégation ; mais la résistance de ces éléments est inégale ; du côté du bord adhérent, les cellules sont plus jeunes et, je l'ai déjà dit, elles sont en pleine activité de prolifération ; elles constituent un obstacle, une barrière, au moins momentanée. Du côté de la cavité au contraire, tout support fait défaut ; les éléments ne se renouvelant pas, ils offrent moins de résistance, enfin ils sont eux-mêmes l'objet de pareille altération. Aussi voit-on le travail de destruction se diriger dans ce sens, dans cette couche qui n'a plus de ciment, qui est en voie de dissociation, et il se crée au milieu de ces éléments caducs des espaces percés à jour dans les préparations, de véritables fissures par lesquelles le centre d'un nodule communique avec la cavité de l'abcès (pl. II, fig. 2 et 3).

Ces trajets sont directs d'habitude, et ils sont parfois si réguliers qu'on les prendrait pour des tubes glandulaires ; vides au centre, tout le long de la lumière du conduit se trouve une substance granuleuse opaque et réfractaire à la coloration par le carmin ; plus en dehors sont des cellules embryonnaires qui se colorent quelquefois fortement, tandis que, dans d'autres cas, ces cellules devenues très granuleuses se détruisent en tombant dans le trajet. Le fond du trajet est un cul-de-sac arrondi ou en poire, rappelant la forme du nodule tuberculeux primitif. On rencontre parfois un petit groupe de tubercules élémentaires agglomérés autour du fond d'un de ces trajets ou disséminés sur son parcours (pl. III, fig. 4). Ils sont les uns et les autres à divers degrés de transformation, et sur quelques-uns on suit très distinctement le mode de propagation qui s'établit entre eux. On voit les traînées granuleuses se diriger du centre vers la périphérie et gagner ensuite le nodule à l'état de vacuité ou le trajet qui lui fait suite; on surprend pour ainsi dire le moment où se produisent ces actes. Enfin on rencontre encore sur le parcours de ces trajets, au milieu des cellules embryonnaires qui résistent encore, des blocs de matières caséeuses sur le point de s'y engager et des cellules géantes en voie de destruction. En définitive, l'existence de ces trajets n'a pas d'autre origine que l'effondrement de la substance sans cohésion du centre des nodules tuberculeux dans une couche qui a subi la même désorganisation et partage le même défaut de résistance.

J'ai déjà mentionné plus haut la présence de petites cavités, véritables cavernes, dans la paroi même de l'abcès (pl. V (*), fig. 1).

Ces cavernes pariétales sont produites par la caséification et le ramollissement d'un tubercule élémentaire ou de plusieurs nodules agglomérés. Elles sont souvent artificielles et le résultat de la chute, pendant la coupe des pièces, de toute la partie ramollie. On a sous les yeux des cavités arrondies, entièrement vides ou ne contenant plus alors que des fragments opaques et granuleux, limitées par une zone de cellules embryonnaires en voie elles-mêmes de subir la même transformation. Deux, trois cavernes s'unissent quelquefois entre elles et forment une cavité plus considérable. A côté d'elles, on rencontre assez souvent dans la paroi des abcès froids de grands espaces vides, de forme très irrégulière, en général allongés

(*) LÉGENDE DE LA PLANCHE V.

Fig. 1. — Coupe de la paroi d'un abcès froid montrant la transformation caséeuse en pleine épaisseur de la paroi. Des cavités pariétales irrégulières résultent de cette transformation ; leur contenu se déverse dans la cavité de l'abcès.

Fig. 2. — Vaste foyer hémorrhagique et petits foyers secondaires au sein du tissu des cellules embryonnaires de la paroi d'un abcès froid.

Pl. V.

Fig. I

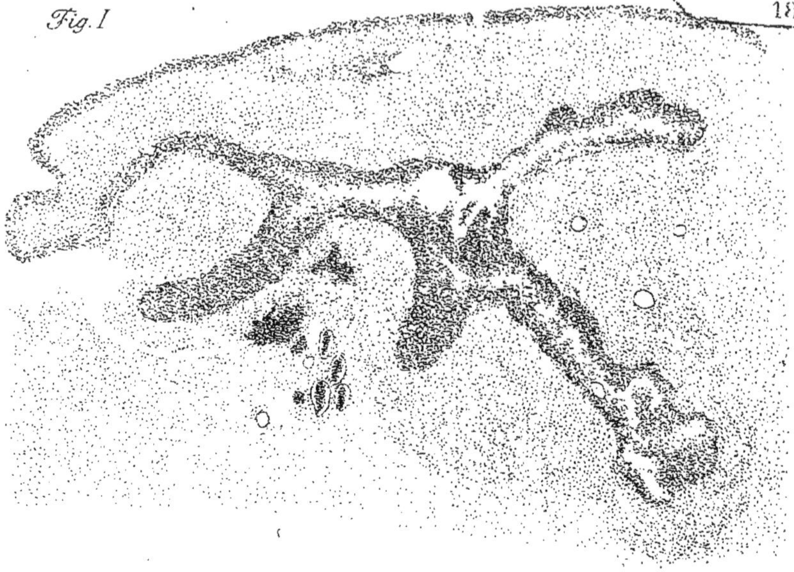

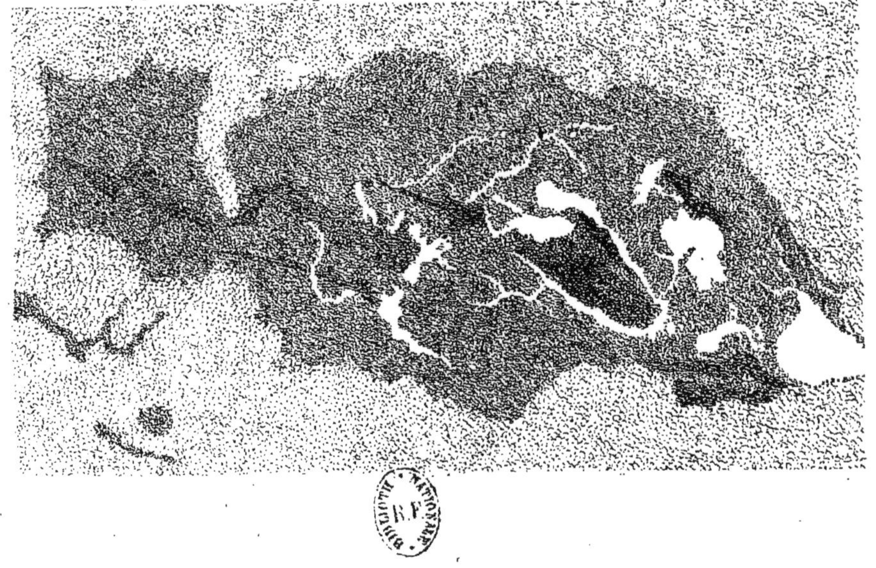

$\frac{50}{1}$

Fig. II.

$\frac{50}{1}$

Karmanski ad. nat. del. et lith.

Imp. Lemercier et Cie Paris.

dans un sens parallèle à la surface de la paroi. On trouve quelquefois les communications de ces espaces vides avec la cavité
de l'abcès, par des trajets analogues à ceux des follicules
tuberculeux, et j'en fais représenter le dessin. Ces larges cavités sont placées entre la zone de prolifération et la zone voisine
de la cavité de l'abcès. Elles ont pour limite un bord granuleux comparable au bord tangent à la cavité de l'abcès. De
plus, elles reçoivent un certain nombre de follicules qui viennent y déverser leur contenu ; plusieurs trajets tuberculeux
y aboutissent en un mot. La forme de ces espaces pariétaux
est très capricieuse et indique, avec le concours des particularités précédentes, le mécanisme de leur origine. Peut-être
est-ce le ramollissement d'un ou plusieurs tubercules agglomérés qui leur a donné primitivement naissance ; mais, dans la
suite, il s'y ajoute certainement la destruction d'une partie de
l'épaisseur de la paroi ; l'envahissement des cellules étant irrégulier, inégal selon les directions, il en résulte bientôt des
amas de matière caséeuse désagrégée. Par les communications
qui s'établissent avec la cavité de l'abcès, ces amas sont entraînés du côté de cette cavité, et il ne reste plus alors qu'un
des espaces précédents. La présence de ces cavités est d'ailleurs
éphémère, et elles doivent tôt ou tard faire partie de la cavité
de l'abcès. La résistance des éléments qui les entourent cesse
en effet à un moment donné, les fissures se multiplient et
s'agrandissent, une partie de l'épaisseur de la paroi tombe
dans l'abcès, la caverne a disparu. C'est par ce même mécanisme d'une transformation caséeuse rapide et étendue, en
nappe et d'une grande épaisseur de la paroi, qu'on doit expliquer la présence dans la cavité de l'abcès de lambeaux membraneux ou de couches caséeuses plus ou moins épaisses.
Tantôt libres, d'autres fois retenus par un bord, un angle, une
courte surface adhérente, ces lambeaux ou amas portent encore dans les éléments cellulaires qu'on y rencontre, toute la
série des transformations accomplies, et sur certaines prépa-

rations on assiste pour ainsi dire au moment où leur chute va se faire.

C'est aussi dans les mêmes circonstances que se produisent au sein de la couche des cellules en voie de désorganisation des *hémorrhagies* pariétales (pl. V, fig. 2), par destruction des vaisseaux capillaires embryonnaires qui la parcourent. Ces hémorrhagies se montrent sous forme d'amas de globules rouges, épars et disséminés au milieu des cellules, ou sous forme de traînées le long de la paroi de ces vaisseaux qui ne se trouve plus qu'indiquée au milieu d'elles. Ailleurs, c'est une nappe hémorrhagique que l'on suit jusque dans la cavité de l'abcès ou dans une des cavernes précédentes. Les ruptures qui donnent lieu à ces hémorrhagies s'expliquent d'autant mieux que les dimensions des capillaires sont quelquefois énormes ; nous en avons mesuré qui avaient près d'un millimètre de diamètre ; leur unique paroi, formée uniquement de cellules embryonnaires peu reliées entre elles, privée du soutien des parties voisines altérées probablement aussi comme elles, se rompt spontanément sous l'effort d'une circonstance quelconque d'origine extérieure ou intérieure.

Pour compléter l'étude anatomique de la paroi, nous devrions maintenant montrer les modifications qui se passent du côté des tissus et faire voir comment la paroi se renouvelle, se développe et s'accroît à leur détriment, tandis qu'elle se détruit sans cesse du côté de la cavité de l'abcès. L'histoire de cette évolution est chose nécessaire ; mais nous croyons qu'en la traçant dès l'origine, depuis la tumeur primitive qui précède l'abcès jusqu'à la période où l'abcès a atteint ses dimensions ordinaires, elle trouvera un plus grand intérêt et sera faite avec plus de fruit.

Evolution des abcès froids. — *Tumeur primitive ; formation de l'abcès.* — *Envahissement des tissus voisins ; accroissement de l'abcès.* — On peut dès l'origine suivre en entier l'évolution des abcès froids ; car il est ordinaire de trouver sur le

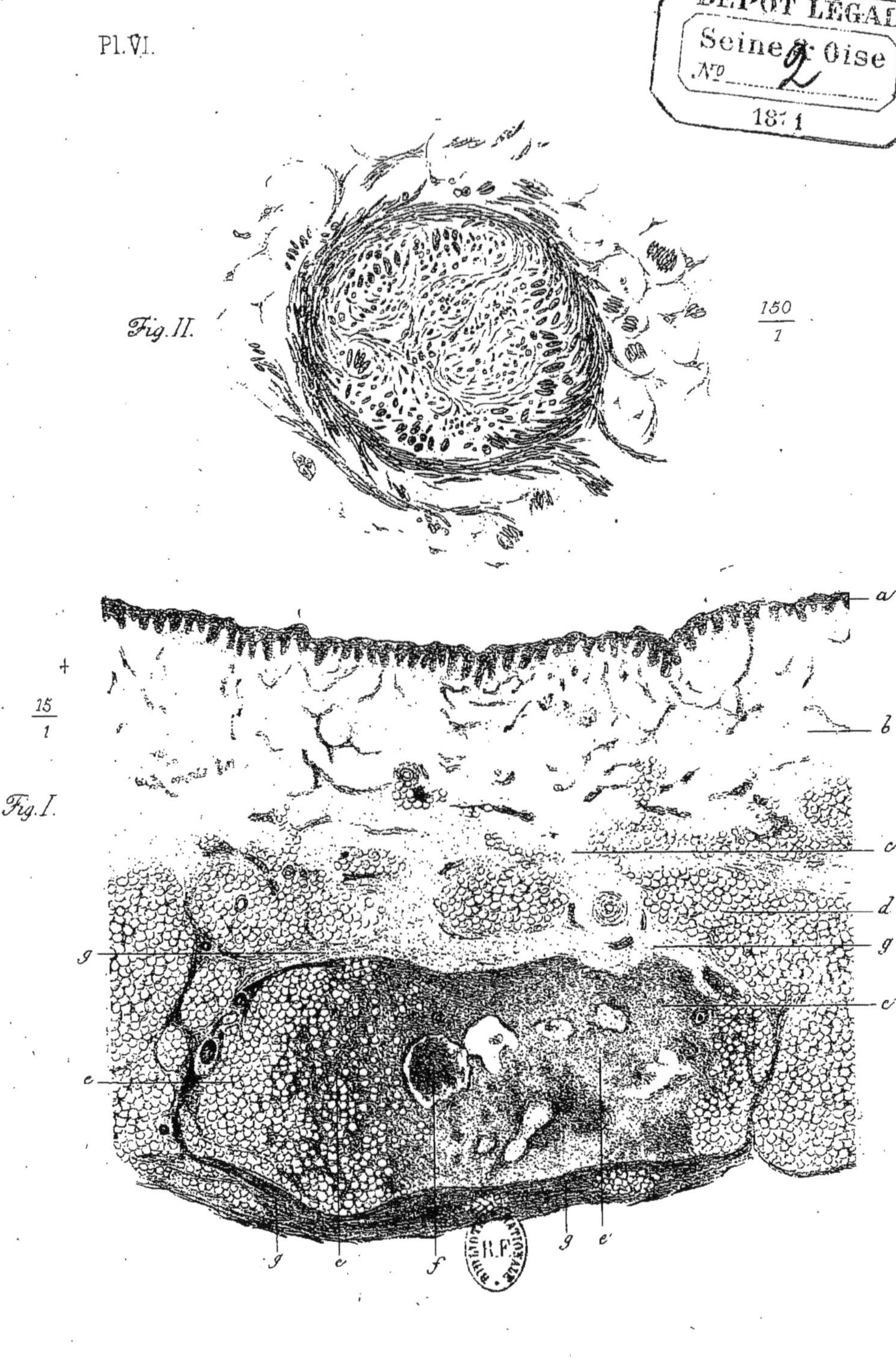

Karmanski ad.nat. del.et lith.

Imp. Lemercier et Cie Paris

même sujet porteur d'un abcès de vieille date, plus ou moins volumineux, de petites tumeurs dures ou en voie de ramollissement. Lorsque ces tumeurs sont superficielles, elles sont d'habitude immédiatement placées au-dessous du derme, qu'elles n'envahissent qu'ultérieurement. L'école de Saint-Louis leur a donné depuis longtemps le nom de *gommes*, et MM. Brissaud et Josias en ont bien démontré la nature tuberculeuse. Mais il en est d'autres dont le siège est plus profond, dans les parties les plus éloignées du panicule adipeux, sous les aponévroses enfin, dans les interstices musculaires. Ces dernières, comme les précédentes d'ailleurs, échappent à l'observation si on ne prend pas la précaution de passer en revue toutes les parties du corps, de chercher loin du siège de l'abcès, en mettant les petits sujets complètement à découvert. J'ai enlevé plusieurs fois ces petites tumeurs du volume d'un grain d'orge ou d'un pois, et le premier examen à l'œil nu serait déjà suffisant pour en indiquer la nature (pl. VI (*), fig. 1).

Elles sont constituées par une substance jaunâtre, caséeuse, sans trame apparente ; ce sont les vrais tubercules crus de Laënnec, enveloppés d'une couche cellulo-adipeuse au sein de laquelle on ne reconnaît pas, au moins à l'œil nu, une enveloppe périphérique et isolante. Mais aurait-on quelques doutes, l'examen histologique d'une coupe de ces tumeurs durcies dans l'alcool et colorées au picro-carmin, les dissipe promptement. A un faible grossissement on voit se détacher dans le champ du microscope, sur un fond jaune, de petites masses arrondies ou légèrement ovoïdes. Le centre de ces corps est quelquefois plus clair, leur contour se détache avec vigueur. Ce contour

(*) LÉGENDE DE LA PLANCHE VI.

Fig. 1. — Coupe d'un tubercule cru sous-cutané du volume d'un grain de riz. Ce tubercule *e,e,e,e,* est placé sous le derme, dans le tissu cellulo-adipeux. Il existe des foyers de ramollissement, *f,* au centre du tubercule. Le tubercule est limité par un tissu conjonctif condensé qui lui sert de coque isolante *g,g,g,g.* La matière tuberculeuse pénètre dans les îlots adipeux et les détruit. — *a,* épiderme. — *b,* derme. — *c,* tissu conjonctif sous-cutané. — *d,* lobules de graisse.

Fig. 2. — Coupe d'une petite artériole comprise dans la couche de tissu conjonctif qui limite le ubercule. La paroi de l'artère a proliféré au point d'obstruer presque complètement la lumière du vaisseau.

est devenu le lieu d'élection du carmin, tandis que le centre est resté de la même teinte que le reste de la préparation. On peut donc distinguer deux parties, une centrale, la seconde périphérique. La partie centrale est opaque, d'une teinte jaune, et les éléments embryonnaires qui la forment sont remplis de très fines granulations; en certains points, ces éléments sont détruits et il reste des vides, des espaces clairs entre les éléments embryonnaires. La partie périphérique forme une zone limitante composée exclusivement de cellules embryonnaires, plus ou moins serrées les unes contre les autres. Comme le fait remarquer M. Grancher dans sa description de la tuberculose pulmonaire, la disposition de ces cellules autour de la zone centrale est loin d'être régulière : « ici elles forment une troupe serrée; là elles se disposent en petits groupes clairsemés à travers lesquels la substance caséeuse déborde. » Cette zone excentrique est constituée par des cellules embryonnaires groupées plus ou moins régulièrement en couronne. Cela suffit pour la distinguer des cellules analogues voisines qui sont disséminées sans ordre, et moins nombreuses. La présence de ces masses arrondies est un des faits qui frappe tout d'abord, mais il n'est pas le seul. A côté de ces îlots bien définis à centre caséeux et à zone excentrique embryonnaire, on trouve de nouvelles masses également arrondies ou un peu déformées dans lesquelles l'état caséeux a pris le dessus, de telle sorte que les cellules embryonnaires sont noyées dans un centre opaque et devenues elles-mêmes l'objet d'altérations granuleuses.

Ces îlots comme les précédents sont disséminés dans une couche de cellules presque toutes granuleuses; mais, bien qu'ils soient déjà très facilement reconnaissables au centre de la préparation, car ils présentent tous les degrés jusqu'au ramollissement de leur centre, néanmoins c'est à la périphérie de la tumeur qu'on doit chercher les formes plus simples et caractéristiques. Ici en effet le changement d'état n'a pas encore commencé, et la tumeur tuberculeuse, qu'on pourrait appeler le

tuberculôme, n'a pas partout des limites franchement arrêtées.
Elle se compose exclusivement d'un territoire de cellules embryonnaires très colorées par le carmin, qui se perdent d'un côté
dans la masse caséeuse en devenant elles-mêmes insensiblement
granuleuses. De l'autre au contraire, du côté des tissus, elles se
comportent différemment suivant la nature de ces tissus; y a-t-il
autour d'elles des lobules de graisse, ces cellules envahissent
ces lobules; le protoplasma des cellules adipeuses elles-mêmes
prolifère, et ces cellules disparaissent en se transformant en
ces éléments; y trouve-t-on du tissu conjonctif, c'est ce tissu
qui devient l'objet de pareille transformation; les aponévroses,
les faisceaux des muscles sont envahis de la même manière.
Or, c'est dans cette couche périphérique embryonnaire qu'on
trouve les follicules à cellules géantes et les nodules élémentaires plus simples, que j'ai décrits plus haut dans la paroi des
abcès froids.

Ainsi tout le démontre, cette tumeur primitive n'a été, dès
l'origine, qu'un agrégat de tubercules élémentaires, qu'on retrouve à l'état de simplicité et d'intégrité dans les régions limi-
trophes des tissus voisins.

J'ai pris pour type de la description précédente une tumeur
qui n'était pas encore arrivée à la période de ramollissement;
elle persiste quelquefois longtemps sous cette forme. J'ai ob-
servé, pendant plusieurs semaines et jusqu'à près de deux mois,
des enfants qui portaient sous la peau, ou plus profondément,
de ces noyaux d'induration sans qu'il survînt un changement
appréciable. Mais d'habitude le ramollissement s'accentue et il
conduit à l'abcès proprement dit. C'est à ce moment, en effet, que
la couche des cellules embryonnaires périphériques entre en
activité plus vive pour constituer ce tout périphérique continu
autour du foyer de ramollissement. Les éléments anatomiques
se disposent en membrane; un certain nombre d'entre eux
forment un tissu conjonctif dense et serré, et l'abcès, un abcès
d'un très petit volume, comme un pois par exemple, peut avoir

pour paroi une coque épaisse d'un demi-millimètre par exemple, ainsi que j'en montre un exemple, pl. I. fig. 2. On comprend que, si l'abcès tuberculeux siège à proximité du tégument, il vienne s'ouvrir directement et en peu de temps à sa surface; l'envahissement progressif des éléments du derme, leur disparition sous le nombre des noyaux embryonnaires qui les infiltrent et qui à leur tour tombent dans la cavité de l'abcès, amènent un amincissement qui chaque jour devient plus prononcé. L'épiderme se désquame en face de la peau amincie, et finalement la peau s'ulcère en laissant ouverte la cavité de l'abcès.

L'ulcération de ces petits abcès n'est pas la conséquence inévitable de leur existence, et la résolution de la tumeur primitive, devenue ou non un petit abcès, est un fait qui s'observe assez fréquemment. J'en rapporte plusieurs observations qui sont d'autant plus concluantes qu'on voit, chez le même sujet, les tumeurs primitives ou tuberculômes s'ulcérer dans une région du corps, s'atténuer et disparaître insensiblement par résorption dans une autre partie, et enfin devenir ailleurs un vaste abcès froid. On a devant soi le cercle complet de ces évolutions isolées et indépendantes; on doit en conserver une notion qui me paraît avoir une certaine importance et que je crois devoir mettre en relief dès maintenant pour en tirer un nouveau parti plus tard. La guérison naturelle et spontanée de ces petits abcès, et nous devons ajouter d'abcès froids plus volumineux, n'est pas une exception, n'est même pas une rareté, et nous pourrions multiplier les exemples, il suffit de les recueillir. Cela n'a pas lieu de surprendre, aujourd'hui qu'il est bien démontré que le tubercule élémentaire n'est pas exclusivement l'objet d'un travail de désorganisation; obéissant aussi à une tendance inverse, la néoplasie se transforme et devient, ainsi que l'a bien établi M. Grancher (*loc. cit.*), un tissu conjonctif ou fibreux qui n'a rien de spécial ni rien de spécifique.

Les abcès froids simples peuvent conserver un petit volume pendant un long intervalle de temps; à cette période station-

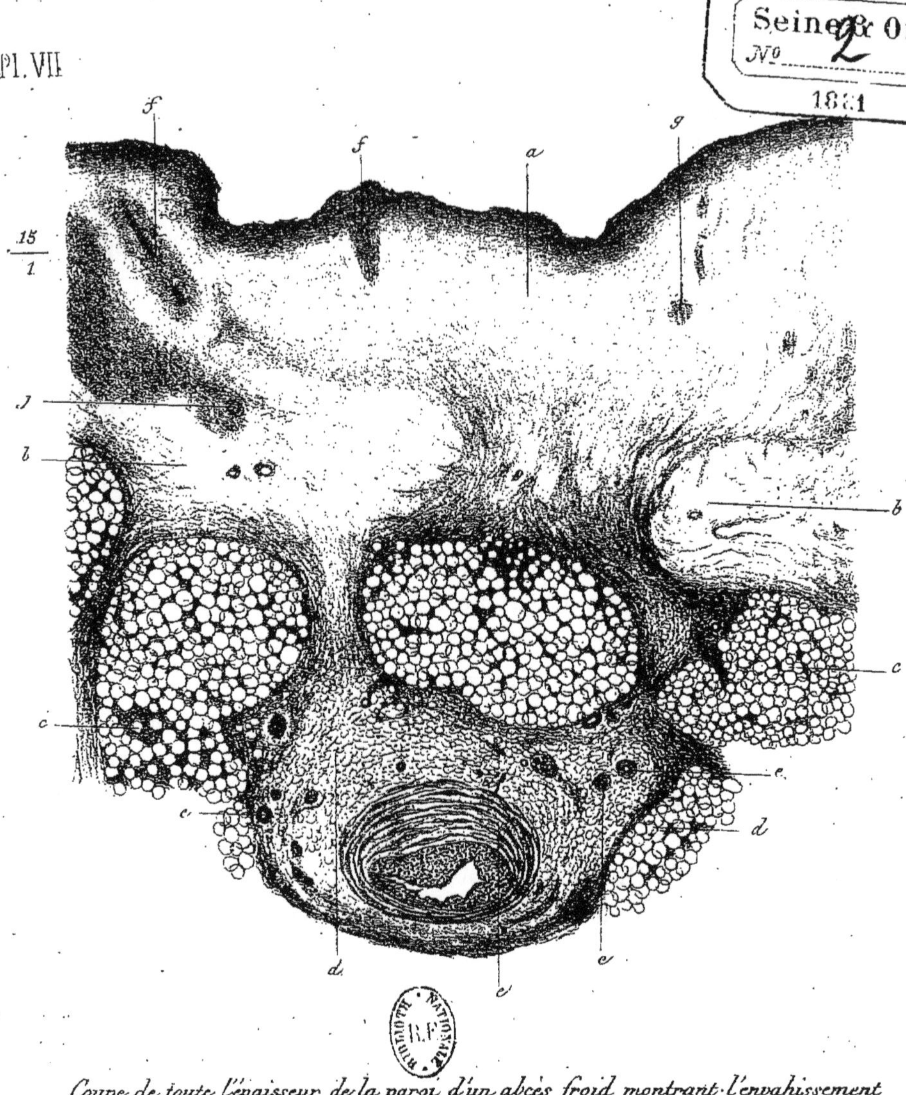

Coupe de toute l'épaisseur de la paroi d'un abcès froid montrant l'envahissement des tissus voisins et la manière dont se fait cette propagation. a, paroi de l'abcès dont le bord cavitaire est anfractueux; la limite externe de cette paroi n'est pas arrêtée. Les éléments embryonnaires constitutifs de cette paroi envahissent comme on le voit, le tissu conjonctif et les lobules de graisse. b, b, tissu conjonctif envahi par les éléments embryonnaires. c, lobule graisseux également envahi. d, d, tissu conjonctif périvasculaire également envahi. e, e, e, grosse et petites artérioles atteintes d'endartérite sous l'influence de ce processus d'envahissement. f, f, follicules tuberculeux. g, tubercule élémentaire. j, vaisseau embryonnaire de la paroi.

naire succède un accroissement de volume qui se produit lentement et sans réaction apparente, dans des proportions inattendues, quelquefois considérables. Le mécanisme de ce développement est le même que celui que nous avons invoqué pour le mode de constitution des petits abcès; mais l'accroissement de la paroi ne se fait pas indistinctement sur tous les points; d'habitude la poche ne gagne du terrain que dans un sens déterminé. Il en résulte que, dans les régions où cet accroissement est définitif, les rapports de la paroi avec les organes voisins sont fixés par des limites précises; la paroi prend alors une constitution celluleuse plus ou moins dense, et, si elle n'est pas l'objet d'un phénomène de distension par le liquide de l'abcès, elle peut encore acquérir une consistance plus grande et devenir fibreuse; elle est, dans ce cas, plus ou moins lâchement unie aux parties voisines.

Il n'en est plus de même dans les régions où la paroi est en voie de développement; comme pour certaines tumeurs, il se fait une véritable propagation, qui n'est pas due à un travail de substitution et de destruction. D'une part, les tissus voisins sont envahis par la néoplasie embryonnaire au sein de laquelle apparaissent les follicules et les nodules tuberculeux; d'autre part, les parties anciennes de la paroi, celles qui confinent à la cavité de l'abcès, se dissocient et, plus ou moins détruites, tombent dans la cavité; envahissement d'un côté, destruction de l'autre, telle est la marche de ce singulier processus. Or, de tous les tissus, celui qui contribue le plus à fournir cette prolifération embryonnaire qui infiltre toutes les limites de la paroi est sans conteste le tissu conjonctif; ce sera donc de préférence dans les régions où se trouve ce tissu que se manifestera cet envahissement, et l'observation confirme ce que démontre si bien l'inspection microscopique (v. pl. VII). Lorsque le tissu conjonctif a une texture plus serrée, comme dans les aponévroses, la résistance au développement de la paroi est plus considérable; mais, avec le temps, cette résistance cesse, et les aponévroses se trouvent comprises dans le travail d'envahissement et de destruction. D'ailleurs ces membranes offrent certains points faibles, les perforations naturelles qui livrent passage aux petits vaisseaux. Ce sont également les gaines vasculaires ou les parois des capillaires qui sont le siège d'élection des tubercules élémentaires; aussi est-ce de préférence le long de leurs parois et à leurs dépens que se forment tout d'abord les traînées de noyaux embryonnaires, qui plus tard sont à l'état d'infiltration dans les tissus voisins. La substitution de ces derniers éléments à ceux de ces tissus se fait progressivement, et le phénomène d'extension de la paroi se trouve ainsi accompli.

Toute autre considération à part, la paroi prendra plus d'extension dans les régions où le tissu cellulaire abonde; c'est pour cela que son accroissement se fait de préférence dans les intervalles des muscles, entre leurs gaines, où ce tissu existe en plus ou moins grande abondance.

Pour les mêmes raisons l'accroissement se fait encore le long des gaines des vaisseaux; mais, tandis que le tissu adipeux est comme le tissu conjonctif l'objet d'un envahissement rapide, et que les cellules adipeuses fournissent elles-mêmes les éléments embryonnaires propres à l'envahissement, le tissu musculaire offre une beaucoup plus grande résistance. Il n'est pourtant pas à l'abri de cette propagation, et je cite plusieurs exemples de muscles épais, tels que le grand pectoral, le grand fessier, qui ont été l'objet d'une destruction partielle importante.

Dans ce mécanisme de l'accroissement, je me suis abstenu de parler de l'influence du poids du liquide et de la part qui revient par suite à la déclivité; c'est qu'en effet on doit considérer que cette influence est tout à fait secondaire. Cependant, d'une manière générale, on a eu raison de dire que les abcès froids simples, comme les abcès par congestion, obéissaient dans leur accroissement aux lois de la pesanteur. On aurait pu ajouter même que les changements alternatifs de forme et de volume des cavités thoraciques et abdominales tendaient à les diriger dans un sens plutôt que dans un autre. Mais ne voit-on pas de suite que toutes ces influences seraient impuissantes à déterminer, sans éraillure et sans diffusion des liquides, l'allongement d'un tissu quelconque formant l'enceinte d'un abcès froid, depuis l'intérieur du thorax jusqu'à la partie moyenne de la cuisse par exemple, s'il ne s'y ajoutait pas un nouvel élément ? Ce nouvel élément, dans l'abcès froid simple, comme dans l'abcès par congestion, nous l'établirons bientôt, c'est la paroi elle-même ; c'est elle que l'on doit placer au premier plan, c'est sa constitution spécifique qu'il importe de ne pas oublier, c'est son mode de propagation qu'il est intéressant de connaître. Ce qu'elle contient en dérive, jouit de propriétés spéciales et ne saurait être comparé au pus d'une inflammation ordinaire. Qu'il y en ait donc une quantité petite ou grande, capable d'amener un certain degré de distension ou de ne pas troubler le travail naturel d'évolution, cela ne saurait avoir grande importance et s'observe à tous les degrés. Pour le moment l'étude des liquides de la cavité est devenue nécessaire.

Contenu des abcès froids. — On est convenu de dire que le contenu des abcès froids est formé par du pus ; c'est qu'en effet il existe, au moins en apparence, de grandes ressemblances entre le liquide de ces abcès et celui qui a pour origine une inflammation franche, ordinaire. D'un autre côté, l'examen des liquides d'un grand nombre d'abcès froids fait voir combien sont variables les qualités de ces liquides à côté de l'homogénéité du pus ordinaire ; de telle sorte qu'en réalité les caractères de ces deux groupes de suppuration, d'une origine absolument différente, sont des caractères n'ayant entre eux qu'une analogie éloignée. Voyons en effet quels sont ces caractères dans les abcès froids, et prenons d'abord leurs qualités extérieures. Le pus des abcès froids est en général plus fluide, il est aussi moins adhérent, il sort avec impétuosité de la poche que l'on ouvre ; il est en un mot plus séreux. On le trouve rarement sans mélange de particules solides, et presque toujours il tient en suspension des flocons décolorés blanchâtres ou d'un blanc jaunâtre. Ces flocons gênent l'écoulement quand on fait la ponction de la poche même avec un gros trocart, et ils rendent l'opération laborieuse et quelquefois infructueuse. Pour le même motif l'aspiration est souvent impuissante. Ces flocons sont en effet très souvent volumineux, beaucoup plus importants qu'on ne le pense ; car, en dehors de ceux qui sortent avec le liquide, il en reste d'habitude dans les parties les plus déclives de la cavité. J'en ai eu souvent la preuve depuis que j'applique à ces abcès un mode de traitement qui me permet d'examiner la cavité, et je ne saurais dire combien de fois j'ai retiré de l'intérieur de la poche des lambeaux membraneux, ou des amas caséeux du volume d'une amande, d'une noix. Ces produits solides étaient entièrement libres, ou encore adhérents dans une partie de leur étendue.

Enfin, on rencontre assez fréquemment, dans le liquide qui s'écoule, de petits caillots noirs d'une formation récente ou d'autres plus anciens incomplètement décolorés. Mais ce n'est pas sous cette forme exclusive qu'on y trouve les éléments du sang, ainsi que nous le verrons un peu plus loin.

Tel est l'aspect ordinaire ; il survient souvent, par le fait de la durée de l'affection et par les circonstances mêmes qui donnent naissance à l'abcès, un certain nombre d'apparences nouvelles bien faites pour amener la confusion et faire croire dans les cas exceptionnels à toute autre chose qu'à un abcès. Je viens de rappeler la présence de caillots noirs ou en partie décolorés ; le liquide de l'abcès peut contenir des proportions énormes de globules rouges sans qu'il y ait des caillots ; il prend alors une couleur café au lait, orange, plus foncée encore ; il devient alors plus épais ; on peut le comparer au contenu des hématocèles anciennes. De nombreux cristaux de cholestérine surnagent à sa surface. L'explication de cet état s'impose ; les vaisseaux capillaires de la paroi se sont rompus par étapes successives, à mesure que la paroi était elle-même l'objet d'un travail de destruction, et ont amené ce mélange intime des éléments du sang avec ceux du liquide. C'est en un mot le même mécanisme que celui qui détermine la formation des hémorrhagies pariétales.

Dans les abcès froids anciens, comme dans certains abcès symptomatiques des lésions osseuses, il n'est pas rare de retirer de la poche un liquide d'un jaune clair, transparent et très fluide. Ce liquide possède encore toute l'apparence de l'huile et tache le papier comme l'huile. Enfin le contenu des abcès froids peut être transformé en un liquide séreux, en tout semblable à celui des kystes du tissu cellulaire ; je rapporte un fait probant de cette variété d'abcès ayant subi cette transformation kystique (obs. III), et je tiens en outre à relever une de mes erreurs à une époque où je n'avais pas encore suivi les phases de ces diverses transformations. Sous le nom de *kystes de la face externe du périoste*, j'ai communiqué à la Société de chi.. rurgie (1) deux observations prises chez des sujets affectés de tuberculose osseuse. Au voisinage de l'articulation du genou et du coude existait chez chacun de ces sujets une collection kystique parfaitement isolée et n'affectant aucun rapport immédiat avec les lésions destructives de ces jointures. La paroi de ces kystes était une membrane fibreuse dense et résistante en certains points, mais plus molle et mal limitée à côté. Le liquide était clair, et ce n'est que sur la face interne de la cavité qu'on trouvait quelques dépôts caséeux. La dissection d'une de ces tumeurs avait été faite minutieusement, car la tumeur blanche du genou m'avait contraint à faire le sacrifice du membre. Il ne reste aujourd'hui aucun doute dans mon esprit relativement à ces deux faits ; ce sont deux exemples d'abcès froids

(1) *Mémoires et Bulletin de la Société de chirurgie*, p. 276, 1878.

dont le contenu a subi les transformations que j'ai indiquées, en même temps que la paroi elle-même était devenue fibreuse.

Les caractères que prend le liquide dans ces circonstances ne sauraient étonner, car on peut pour ainsi dire les reproduire artificiellement. Que l'on recueille du liquide de ces abcès dans une éprouvette de verre, un tube à essais d'urine par exemple, et qu'on le laisse reposer, il suffit de quelques heures pour obtenir deux couches : une liquide, qui est d'un jaune citrin, quelquefois légèrement colorée en rouge par la matière colorante des globules du sang, et quelquefois très claire comme le liquide des kystes ; la seconde couche est exclusivement formée par un dépôt d'éléments ou de particules solides, et il arrive dans certains essais de ce genre qu'on rencontre certains liquides où ce dépôt est très peu abondant.

L'examen histologique de ces liquides est encore plus riche en particularités qui confirment les dissemblances existantes entre eux et le pus des abcès phlegmoneux. Ce dernier liquide est presque exclusivement constitué d'éléments solides, les leucocytes, auxquels ne se mêlent que très accidentellement quelques globules rouges du sang, ou quelques débris des tissus entraînés par la suppuration ; de plus ces leucocytes sont à l'état d'éléments jouissant de certaines propriétés et surtout d'une certaine vitalité.

Dans le liquide de l'abcès froid, les leucocytes, loin de constituer tous les éléments solides du pus, n'en constituent qu'une partie et souvent une faible partie. De plus ces leucocytes sont presque toujours à l'état de corps entièrement remplis de fines granulations, dépourvus de noyaux, et de formes parfois irrégulières. Ils sont en un mot au dernier terme de leur existence comme corps définis ; et ils étaient dans cet état quand ils sont tombés dans la cavité, car leur origine n'est pas autre que celle qui résulte du travail de dissociation et de destruction des éléments cellulaires de la paroi.

Sous la forme précédente ou sous une forme moins avancée,

celle des leucocytes ordinaires du pus phlegmoneux, ils sont placés dans la préparation à côté d'amas granuleux irréguliers, de bâtonnets de fibrine, de cristaux de corps gras et de globules rouges du sang presque toujours décolorés. Ces globules sont très nombreux dans quelques cas, et leur existence n'est pas récente, car ils sont frappés de toutes les déformations qui atteignent ces globules lorsqu'ils séjournent dans les liquides de l'économie qui ne les détruisent pas.

En résumé, liquides beaucoup moins riches en leucocytes, riches au contraire en matière granuleuse, en fibrine concrète, en débris de cellules, en corps gras et en cristaux de plusieurs espèces ; leucocytes, mélangés souvent à de nombreux globules rouges, et en voie de destruction : tels sont les caractères microscopiques dont l'ensemble me paraît justifier les différences qui séparent le contenu des abcès froids du pus de l'inflammation franche.

CHAPITRE II

Les symptômes des abcès froids seront brièvement exposés. Une tumeur d'un très petit volume tout d'abord, superficielle ou profonde, perdue dans le tissu cellulaire au milieu des organes, précède l'abcès. Cette tumeur ou plutôt ce nodule a une forme arrondie, ovoïde ; elle est solide et consistante ; on peut la comparer à un grain de riz, à un petit pois. Elle ne provoque aucune douleur, aucune réaction locale ; les malades, surtout les jeunes sujets, n'en soupçonnent pas l'existence ; aussi faut-il procéder à sa recherche pour la découvrir. Ces nodules sont en effet très souvent multiples, et tandis que sur une région du corps on les trouve en voie d'accroissement et de transformation, sur le point de s'abcéder ou constituant un véritable abcès, sur d'autres régions ils se montrent avec les caractères que nous avons indiqués plus haut. Un malade peut porter un nombre considérable de ces tumeurs, depuis trois, quatre jusqu'à dix et douze. D'habitude leur apparition ne se fait pas simultanément, elle s'échelonne et dans une période de quelques mois on assiste à leur développement successif et à leurs transformations ultérieures. Tel malade présente à la fois des nodules circonscrits, un abcès, une ulcération consécutive à l'ouverture spontanée de l'abcès, une tache cutanée qui est la dernière trace de la résolution, lorsque cette résolution naturelle se produit.

Le noyau ou la tumeur primitive sera donc recherché en prenant soin de découvrir complètement les sujets et en en cherchant soi-même l'existence par la palpation des membres, du tronc. C'est l'unique moyen pour reconnaître un fait qui échappe si on n'a pas recours à une investigation minutieuse. Ce nodule est superficiel ou profond ; la première variété a seule fixé l'attention, et c'est sous le nom de *gommes scrofuleuses* que l'école de Saint-Louis les désigne. Nous avons mentionné le travail de MM. Brissaud et Josias, établissant d'une manière indéniable la nature tuberculeuse de ces tumeurs, qui avait d'ailleurs été entrevue par Bazin, Lebert, quelques médecins étrangers et surtout par Delpech. Le noyau tuberculeux est placé sous la peau si près de la face profonde du derme, qu'il semble y adhérer ; cependant on peut se rendre compte, par une coupe de la tumeur comprenant également la peau, qu'il en est tout à fait distinct, quoique très rapproché (pl. VI, fig. 1).

Dans la seconde variété, la tumeur tuberculeuse est plus profonde, ou loin de la peau au milieu du pannicule graisseux sous-cutané, ou sous l'aponévrose dans les interstices des muscles. On ne parvient à la sentir qu'avec peine dans un certain nombre de cas.

Après une période stationnaire, au moins en apparence, de quelques jours à quelques semaines, ces tumeurs s'accroissent ou se transforment en ne changeant que fort peu de volume. Dans le premier cas, il se fait autour d'elles un empâtement mal circonscrit et diffus au milieu des tissus voisins. Cet empâtement n'a plus la consistance de la tumeur primitive, il est déjà plus mou et c'est au centre que la diminution de consistance se fait principalement remarquer. L'empâtement acquiert ainsi le volume d'une noisette, d'une noix ; il dépasse rarement ces dimensions dernières sans présenter déjà de la fluctuation. C'est ce second état, cet engorgement antérieur et non la tumeur primitive, plus petite et mieux circonscrite, qui avait mis en éveil l'esprit d'observation plein de sagacité de Boyer.

Lorsque le noyau primitif n'est pas l'objet d'un accroissement aussi considérable, et tel est le cas de la plupart des gommes scrofuleuses, il se ramollit d'emblée vers le centre de la tumeur, passe par une phase de mollesse identique et devient ensuite fluctuant.

L'abcès tuberculeux est constitué dès ce moment ; la fluctuation y est évidente et se perçoit avec la plus grande facilité, même dans les cavités à plusieurs compartiments. Nous n'insisterons pas davantage sur les particularités bien connues qui sont propres à ces abcès ; nous nous bornerons à les suivre dans leurs phases ultérieures en passant rapidement en revue leurs terminaisons les plus importantes : la résolution et les taches cutanées qui l'accompagnent, l'ulcération, la cicatrisation. Mais, auparavant, nous croyons utile d'arrêter l'attention sur une forme singulière d'abcès intermittent due à la persistance de la paroi, lorsque le liquide est au contraire l'objet de phénomènes successifs de résorption et de reproduction.

Abcès froid intermittent; persistance de la paroi; alternatives fréquentes de résorption complète et de reproduction. — L'observation d'un grand nombre d'abcès froids simples ou ossifluents, et surtout l'observation longtemps prolongée des mêmes faits donne quelquefois l'idée que le contenu de ces abcès subit dans sa quantité des oscillations appréciables. On croit reconnaître quelquefois, un jour plutôt qu'un autre, que ces poches ont des périodes où elles sont plus tendues, plus pleines par conséquent, et cela est probablement vrai. N'assiste-t-on pas continuellement à la diminution graduelle du liquide dans les petits abcès froids immédiatement sous-cutanés et à leur résolution complète? Pourquoi, dès lors, ce qui est évident dans les petites cavités, ne se réaliserait-il pas à un degré moindre, mais appréciable cependant, dans les abcès plus volumineux? On reste cependant dans le doute lorsqu'il s'agit de ces alternatives où la poche se montre à un état de plus ou moins grande distension; pourtant on doit admettre une résorption graduelle et continue lorsqu'elles arrivent à disparaître, quel qu'en soit le volume d'ailleurs. Le fait suivant est le seul exemple positif que nous ayons eu sous les yeux de résorption allant jusqu'à une guérison apparente; résorption et reproduction du liquide se sont montrés un grand nombre de fois dans une période de dix-huit ans. Un malade, soigné par M. Dézanneaux, professeur à l'école de médecine d'Angers, âgé maintenant de trente-six ans, grand et de belle apparence, directeur d'un laboratoire des hautes études, vit se former à l'âge de dix-huit ans, lentement et sans réaction, un abcès froid volumineux immédiatement au-dessous de la région trochantérienne; la poche ne tarda pas à prendre un gros volume et descendit le long de la cuisse sous le fascia lata jusqu'à la partie moyenne du membre. Au début le grand trochanter était un peu douloureux au dire du patient, mais il n'a jamais paru gonflé, et les douleurs ont disparu très vite pour ne plus reparaître. On hésita alors à mettre en cause cette éminence osseuse comme ayant été l'origine du mal, et cette année, au mois de juin, on ne découvre rien dans le fémur qui autorise à considérer qu'il a existé une lésion de l'os. Le doute existe donc sur l'origine de cet abcès; on n'est pas plus fondé à le croire ossifluent qu'à le comprendre dans la catégorie des abcès simples. Le malade prétend que dans cette période de dix-huit ans de durée de l'affection, cet abcès, qui n'a jamais été ouvert et qu'on a seulement traité localement par des badigeonnages à la teinture d'iode, a disparu plusieurs fois complètement, pendant trois et quatre ans même, et qu'il a reparu ensuite. Il s'est, en un mot, cru débarrassé et guéri plusieurs fois; la durée des rechutes était de plusieurs mois.

J'hésitais à accepter son dire, accusant uniquement une inexactitude dans son observation et nullement sa bonne foi; au surplus, le témoignage de M. Dézanneaux eût suffi. Quand je le vis au mois de juin, l'abcès descendait jusqu'au quart inférieur du membre ; il présentait trois ampoules, dont l'une, la plus récente, était sous-cutanée ; les deux autres occupaient un siège plus profond sous-aponévrotique ; avec le malade nous avons évalué au tiers d'un litre la quantité de liquide contenu. Deux mois plus tard, au retour d'un séjour fait à des eaux salines, je pus constater la vacuité de la poche. On ne trouvait plus, à un examen attentif, qu'un empâtement diffus dû à la paroi elle-même, sans traces de fluctuation ; le membre ne présentait plus qu'un très léger gonflement, nullement comparable à celui qui existait précédemment.

Résolution. — Taches cutanées. — Les abcès froids peuvent se terminer par résolution, par résorption de leur contenu et destruction spontanée de la poche qui les enkyste. Cette heureuse mais trop rare terminaison ne s'observe guère que pour les abcès d'un petit volume, et qui ne sont pas en relation avec une lésion osseuse. — Cependant, par exception, on a pu voir de gros abcès se résoudre complètement, pour reparaître et se résoudre encore, affectant ainsi une marche à répétition, bien mise en lumière dans l'observation précédente. Contentons-nous de signaler le fait, sans y insister, à cause de sa rareté, et prenons pour type de cette terminaison le cas de résorption d'un petit abcès froid, d'une gomme tuberculeuse suppurée par exemple. En même temps que la mollesse de la tumeur augmente, on en voit les limites devenir moins nettes, comme si la poche elle-même se détruisait et tombait en déliquium ; par suite la tumeur perd sa forme arrondie et devient plate ; peu à peu la fluctuation diminue et bientôt elle n'est plus perceptible, la tumeur est réduite à un petit engorgement qui perd chaque jour de sa consistance et finalement disparaît lui-même.

La peau voisine présente en général des lésions, des stigmates qui permettent, longtemps après la disparition de l'abcès, d'en reconnaître à coup sûr l'existence antérieure. Ce sont, le plus souvent, des taches rosées ou rougeâtres et violacées, présentant parfois des marbrures et des points ecchymotiques, sur un fond en général déprimé et en cupule. Quand la tache n'est pas déprimée et reste de niveau avec les parties voisines, elle est du moins plus molle et plus dépressible que ces dernières. La peau elle-même est plus lisse au toucher, quelquefois plissée et gaufrée, mais sans véritable solution de continuité.

On constate dans quelques cas une exfoliation épidermique qui se reproduit parfois assez longtemps. Pendant que ces phénomènes s'accomplissent dans la tumeur en question, on trouve sur d'autres régions du corps des abcès à divers degrés d'évolution, les uns encore à l'état de gommes plus ou moins dures, d'autres franchement fluctuants, quelques-uns ulcérés ou en voie de cicatrisation ; le diagnostic séméiologique des taches reçoit de la présence simultanée de ces lésions, une valeur absolue.

En dehors de ces dernières circonstances, les taches consécutives à cette résolution acquièrent une importance considérable qui permet de fixer la nature indécise d'une affection voisine sur laquelle on n'aurait que des présomptions.

Ulcération. — Quand l'abcès froid, abandonné à lui-même, ne se résout pas, il aboutit tôt ou tard à l'ouverture spontanée. Est-il superficiel, sous-cutané, la peau ne tarde pas à affecter avec la paroi des rapports intimes ; elle adhère en son milieu, au point le plus fluctuant ; si elle n'est pas encore adhérente, ce qui est très fréquent, sa nutrition n'en est pas moins compromise à un certain degré ; et ce qui le prouve, ce sont tous ces états de coloration, que nous venons de décrire, les taches, les exfoliations, etc. Ces différents aspects de la peau s'accompagnent le plus souvent d'un amincissement avec état lisse de la surface et rougeur intense, indiquant le premier pas vers la rupture spontanée, vers l'ulcération.

Tantôt l'ulcération se fait graduellement, par usure progressive de la peau ; tantôt c'est la poche distendue qui, à l'occasion d'un mouvement, d'un coup, d'une violence, se rompt et fait éclater la peau. — Dans le premier cas, on peut voir le tégument céder avant la poche de l'abcès : le derme aminci au point culminant de la tumeur présente bientôt une solution de continuité, qui va s'élargissant d'une façon irrégulière et se creuse en cratère. Dans le fond de ces ulcérations on voit quelquefois une surface jaune, arrondie, rénitente, qui n'est autre chose que la surface externe de la poche (obs. VIII). Ces cas d'ulcérations cutanées, sans rupture de l'abcès, sont rares. En général la rupture de la poche se fait simultanément. On en concevra aisément la raison, si l'on a bien présent à l'esprit le mécanisme du bourgeonnement de la poche. Celle-ci procède par prolifération à sa périphérie, en même temps qu'elle présente à sa surface interne des phénomènes de régression. De sorte que, si la paroi de l'abcès se substitue peu à peu à la peau et la détruit, elle manquera bientôt de l'aliment nécessaire à cette prolifération, et, comme elle se détruit sans cesse par sa surface interne, les parties qui, hier encore proliféraient, aujourd'hui meurent et tombent dans la cavité. Tel est le motif pour lequel la poche, arrivée à la superficie, ne tarde pas à s'ulcérer comme la peau elle=même.

Les ulcérations ont diverses apparences : tantôt, elles sont taillées à pic, et présentent un fond et des parois plus ou moins bourgeonnantes rappelant les ulcérations ecthymateuses ; tantôt, le fond n'est pas détergé, mais couvert de détritus pulpeux et caséeux, qui indiquent l'origine de ces solutions de continuité.

A côté de ces ulcérations complètes, les unes étroites et anfractueuses, les autres larges et arrondies, très souvent de forme circulaire, on peut trouver parfois simultanément des plaques où la peau amincie, en partie détruite, livre passage à des fongosités mollasses. Ces fongosités décollent le tégument, l'ulcèrent en d'autres points de manière à créer des ponts tégumentaires sous lesquels la suppuration persiste. En un mot on a sous les yeux le tableau que l'on a donné du mécanisme des ulcérations scrofuleuses.

Cicatrices. — Quand la source qui fournit le pus est tarie, quand la poche de l'abcès a été détruite spontanément ou par la voie chirurgicale, l'ulcération aboutit à la cicatrisation. D'abord ces cicatrices ne sont pas solides ; elles sont rouges, molles, humides, et recouvertes de croûtes jaunâtres qui en dissimulent la présence. Ces croûtes peuvent persister très longtemps, et il ne faut pas manquer de les enlever si l'on veut faire un diagnostic exact.

Les cicatrices des abcès superficiels et indépendants des lésions osseuses sont légèrement déprimées, plissées, d'une couleur plus foncée que les parties voisines ; quelquefois leurs bords sont saillants, sinueux et crénelés. Comme dans les ulcérations, l'aspect de ces cicatrices est caractéristique et révélateur de l'existence d'une diathèse. Mais il ne nous paraît pas suffisant pour justifier dans la majorité des cas, sans le concours des antécédents locaux, quelle a été la véritable nature de la manifestation locale de cette diathèse.

Guérison. — L'exposé de ces divers modes de terminaisons des abcès tuberculeux nous paraît suffisant pour nous autoriser à formuler cette conclusion. La guérison des abcès tuberculeux est la règle, soit qu'ils se trouvent abandonnés à leur évolution naturelle, soit que l'art intervienne. Cette règle ne comporte guère d'autres exceptions que celles qui se tirent du siège de ces abcès dans les viscères. Mais on ne doit pas oublier que ces abcès se montrent dans des conditions très différentes. S'ils constituent parfois la première et au moins temporairement l'unique manifestation locale d'un état constitutionnel défectueux, plus souvent ils se trouvent associés à d'autres manifestations de cette même diathèse. Les os du squelette, des organes plus importants encore, le poumon, le cerveau, sont d'habitude le siège de ces nouvelles manifestations ; de telle sorte que l'abcès tuberculeux du tissu cellulaire n'apparaît plus, dans ces circonstances, que comme un accident d'une importance secondaire ; qu'il les précède ou qu'il les suive, on ne le considère que comme une complication.

Mais, maintenant que sa véritable nature se trouve déterminée, il doit prendre, dans la pathologie générale, le rang qui lui convient et qui crée entre ces divers états un rapprochement dont il est impossible de ne pas apercevoir la portée.

CHAPITRE III

TRANSFORMATION KYSTIQUE.

Une analogie de caractères extérieurs tirés de l'examen de la paroi et du contenu de la cavité est la raison pour laquelle on peut rapprocher des kystes certains abcès tuberculeux qui se sont transformés. Mais, en réalité, l'apparence est éloignée et le rapprochement n'est excusable que parce que la classe des kystes proprement dits a des limites confuses et mal déterminées, qu'elle accepte des groupes de cavités de nature très diverse, et que d'autre part il est utile en clinique d'être prévenu sur la nature des changements qui s'opèrent dans les abcès froids. Il suffira donc d'indiquer ces changements et de donner quelques faits à l'appui. La paroi possède tous les éléments anatomiques pour subir une transformation cellulo-fibreuse ; la modification s'opère plus ou moins vite et l'accroissement de la tumeur cesse ; s'il continue encore, ce ne sera plus du moins d'une manière active et comparable à ce qui avait lieu avant la transformation. En admettant qu'il se fasse une augmentation de volume dans ces cavités dépourvues d'épithélium, on ne peut guère la rapporter alors qu'à un phénomène de distension émanant d'une augmentation dans la quantité du contenu.

Parallèlement à ces changements de la paroi, le liquide de l'abcès prend de nouveaux caractères. Il devient plus fluide, moins visqueux, quoiqu'il reste toujours un peu filant ; il se

décolore enfin et passe du jaune à un état plus ou moins parfait de transparence. Lorsqu'une collection se présente à l'observation avec de tels caractères, on lui assigne le nom de kyste
et, comme l'affection n'affecte pas de rapports avec les organes
voisins, os et muscles, que son siége est éloigné d'une région
où se trouvent des organes glandulaires, on place dans le tissu
cellulaire ou on rapporte au périoste, comme je l'ai fait deux
fois par erreur, l'origine de ces cavités.

On conçoit l'importance qu'il y aurait à connaître la forme
antérieure sous laquelle s'est présentée la tumeur; mais il
n'est pas toujours donné de l'apprécier avec une rigueur suffisante pour le diagnostic. C'est alors qu'il importe de rechercher
dans d'autres régions du corps l'existence de noyaux tuberculeux disséminés et, à leur défaut, de prendre en considération
comme ayant une valeur réelle une affection concomitante des
os. C'est, en effet, souvent au voisinage d'une lésion chronique des os, autour des articulations atteintes de tumeurs blanches qu'on rencontre ces collections transformées. Quelquefois,
le même kyste confine et est pour ainsi dire accolé à un abcès
froid véritable, on peut alors le considérer comme un diverti-
culum de la cavité principale qui s'est rendu indépendant. La
première observation que j'ai eue sous les yeux est précisément
un de ces exemples. Le docteur Baldy me pria de voir, en 1876,
le frère d'un peintre russe, atteint d'une carie costale du côté
droit. Sur la côte malade, qui était la neuvième, reposait un
abcès froid ossifluent du volume d'une pomme d'api. Immédiatement à côté d'elle se trouvait une seconde tumeur indépendante et mobile sur les os ; mais par un côté cette dernière
tumeur ne se séparait pas nettement de la paroi de l'abcès
froid. Elle était fluctuante comme l'abcès, mais la fluctuation
n'était pas transmise d'une cavité dans l'autre. Le malade accu -
sait un développement simultané de ces deux choses. A l'ouverture de l'abcès froid il s'écoula du pus ; la seconde tumeur
conserva ses caractères ; séance tenante elle fut aussi ouverte ;

son contenu se trouva être un liquide séreux, transparent, n'ayant aucune analogie avec le pus. Les deux cavités étaient séparées par une cloison commune. A cette époque j'eus la conviction que j'étais en présence d'un kyste indépendant. Après y avoir souvent pensé depuis, je n'hésite pas à croire que cette indépendance a eu l'une ou l'autre de ces deux origines : une cavité secondaire de la poche primitive se sera séparée par cloisonnement, ou un prolongement bourgeonnant de la paroi se sera développé comme l'abcès lui-même, et transformé en kyste.

Plusieurs autres exemples se sont présentés à mon observation, et dans l'un d'eux un intervalle de trois mois a suffi pour montrer la transformation du contenu (obs. III). Enfin j'ai communiqué en 1878 à la Société de chirurgie deux observations de kystes de la surface externe du périoste, développés autour de tumeurs blanches et n'ayant aucun rapport, ainsi que l'a établi la dissection du membre amputé sur l'un d'eux, avec les lésions destructives de ces jointures. Ces tumeurs blanches étaient des synovites tuberculeuses secondaires ; leurs observations seront précédées par la suivante qui est un exemple concluant.

OBSERVATION I. — Le nommé Lavaux (Eugène), âgé de 7 ans, entre à l'hôpital Sainte-Eugénie, salle Napoléon, n. 8, le 7 avril 1877. Il est atteint d'une tumeur blanche du genou droit qui remonte à dix-sept mois environ. Elle débuta à cette époque sans motif apparent, et elle progressa assez vite. La marche fut interrompue trois mois après le début d'une façon définitive. Le père de cet enfant est mort tuberculeux, et lui-même est un petit être assez chétif, portant au cou plusieurs cicatrices déprimées qui indiquent une suppuration d'assez longue durée. En effet, vers l'âge de 16 mois, à la suite de croûtes d'eczéma, il eut les ganglions lymphatique du cou très développés, et puis plusieurs suppurèrent. A 3 ans, cet enfant prit la coqueluche qui le tint fort longtemps. Enfin, à 5 ans, il contracta la rougeole. A son entrée à l'hôpital, nous constatons plusieurs lésions : 1° une tumeur blanche du genou droit avec flexion à angle droit de la jambe sur la cuisse qu'on ne peut pas redresser. Le cul-de-sac de la synoviale au-dessus de la rotule et de chaque côté du ligament rotulien est rempli de fongosités mollasses, prêtes à suppurer, en bas principalement. Le volume du tibia paraît accru, à la pression il est douloureux au niveau de l'attache des ligaments latéraux. La cuisse est très amaigrie.

2° Dans le tiers supérieur de la jambe droite existe en arrière sur la ligne médiane une collection réductible. En pressant cette tumeur dont le volume est celui d'une pomme d'api, on refoule le liquide dans le creux poplité et on produit une crépitation due, sans nul doute, à la vibration des bords de l'orifice de communication. Cette collection est probablement symptomatique d'une lésion du tibia à sa partie postérieure et inférieure, très près de l'articulation. Elle se rattache en tout cas au même ordre de lésions que celles qui existent dans le genou ; on pourrait pourtant se demander si cette collection n'a pas pour origine une adénite poplitée provoquée par l'arthrite.

3° Sur la face interne du tibia, à deux travers de doigt de l'épiphyse, existe une seconde tumeur indépendante de la précédente, dont elle est séparée par les muscles postérieurs de la jambe. Cette seconde tumeur a le volume d'une grosse noix, elle est franchement fluctuante et élastique ; la peau qui la recouvre n'a pas changé de couleur, et n'a aucune adhérence avec elle ; elle adhère par contre à l'os ou du moins au périoste, et cette dernière membrane est annulairement indurée à l'insertion de la tumeur sur elle.

N'ayant fait aucune difficulté pour admettre un abcès froid, j'ai piqué cette tumeur afin de reconnaître les qualités du liquide, et, à mon étonnement, il est sorti un liquide clair, de couleur citrine, sans mélange de grumeaux. Ce liquide, mis en contact avec du papier blanc, ne le tache pas comme ferait un corps gras. Il n'est pas filant, et, en masse, il prend une teinte un peu louche. Examiné au microscope, il renferme des leucocytes assez nombreux, quelques globules rouges et quelques fines granulations. Pas de gouttelettes graisseuses ; chauffé, il présentait un coagulum assez volumineux.

Quelle interprétation pouvait-on donner de cette collection ? C'est la question que je posais alors, et que j'essayais de résoudre ainsi. La tumeur a la plus grande analogie par son liquide contenu et par les circonstances tirées de ses rapports avec les kystes, et j'admettrais volontiers l'idée d'un kyste du périoste. Ce kyste est-il développé à la face interne ou externe de cette membrane ? Je ne puis le dire, ne connaissant pas ses rapports avec ces parties. Une autre interprétation serait peut-être celle-ci : sous l'influence d'une irritation de voisinage, ou sous celle d'une cause générale strumeuse, il s'est produit des fongosités périostales, au centre desquelles se trouve une cavité kystique. J'ai, au surplus, quelquefois constaté des cavités analogues dans les fongosités des ganglions lymphatiques ou péri-articulaires. Les lésions du genou amenant un amaigrissement de plus en plus profond, la question de l'amputation de la cuisse se présenta comme une nécessité à laquelle on ne pouvait faillir sans exposer la vie du malade. Elle fut pratiquée le 2 mai.

Le membre enlevé, il me fut facile d'examiner tout à loisir les rapports de la collection avec l'os. Après l'avoir incisée crucialement, il fut facile de reconnaître qu'elle n'avait rien de commun avec la peau, elle partait du périoste qui formait sa paroi profonde. Cette membrane, isolée de l'os à quelque distance de la tumeur, ne révélait aucun hyperostose, et lorsque les lambeaux de périoste, relevés et disséqués, arrivèrent sous la collection, tout fut trouvé normal. Pas de dépression osseuse, pas d'ostéite, pas d'hyperostose. La paroi du kyste se compose d'une membrane dont la face interne est rouge, tomenteuse, très vasculaire; des crêtes comparables, en petit, à celle de la face interne de l'intestin grêle la sillonnent, et, quand on détache une de ces crêtes, on n'arrive pas sur l'os, mais il reste encore une mince couche de périoste adhérent comme de coutume.

L'examen histologique de cette paroi a été fait par M. Dejerine, préparateur du laboratoire de M. Vulpian. M. Dejerine nous a confirmé que le périoste a la même texture que dans les parties voisines, plus aminci seulement. Le genou présentait les lésions ordinaires des tumeurs blanches; je crois inutile de rendre cette observation plus longue, je dirai seulement que le jeune amputé a succombé. (Bulletins et mémoires de la Société de chirurgie, t. IV, p. 277, 1878.)'

Obs. II. — *Tumeur blanche du coude droit.* — *Kyste du périoste du corps du cubitus.*

Ernestine Roy, âgée de 3 ans, entre dans la salle Sainte-Eugénie, le 4 avril 1878, avec une tumeur blanche du coude droit, datant d'un an environ, d'après la mère. Elle est caractérisée par les symptômes habituels de la tumeur blanche, et il y a de plus des mouvements de latéralité et une crépitation osseuse due au frottement des surfaces dégarnies de cartilage. En même temps, au-dessous du coude, sur le trajet du cubitus, au-dessous de l'olécrâne, environ à un travers de doigt, existe une tumeur tout à fait isolée, circonscrite, adhérente au cubitus; la peau glisse au-dessus d'elle, elle est fluctuante. Est-ce un abcès ossifluent, ou un abcès du périoste simplement? J'en ai fait l'ouverture, et, à mon grand étonnement, il est sorti un liquide jaunâtre, fluide, n'étant pas du pus, et ce liquide est renfermé dans une cavité limitée par une membrane molle, fongueuse, reposant sur le périoste, que j'ai examiné à différentes reprises après plusieurs lavages, et la poche étant largement ouverte. Nulle part on ne découvre un point du cubitus dénudé, et cet os n'est nullement gonflé au niveau de la poche, les parties voisines sont parfaitement saines. Cette tumeur remonte à deux mois environ. On peut appliquer à ce fait les réflexions de ma première observation. (Bulletins et mémoires de la Société de chirurgie, tome IV, année 1878, p. 277 et suiv.)

Obs. III. — *Résumé. — Abcès froid. — Contenu séreux.* — Delaplace (Blanche), 13 ans et demi, entre le 30 août 1879, salle Sainte-Eugénie, n. 3.

Il y a six semaines environ que l'enfant s'est aperçue de la formation d'une tumeur à la partie supérieure et externe de la cuisse droite. Cette tumeur est un abcès froid et le fémur ne présente aucune altération reconnaissable, l'articulation est saine. La collection est d'ailleurs superficielle et a le volume d'une orange, elle n'est le siège d'aucune douleur, ni d'aucune réaction locale. On l'ouvre le 2 septembre 1879 ; il s'écoule un demi-grand verre de pus ; on fait les jours suivants des injections phéniquées. La source tarit et l'orifice se ferme ; l'enfant paraît guérie. Mais dans les premiers jours d'octobre un nouveau gonflement se produit à la même place. La fluctuation y devient bientôt manifeste. On attend pour savoir ce que deviendra cette tumeur, et pour s'assurer qu'elle ne sera pas l'objet d'un travail de résolution. Sa persistance oblige à une nouvelle intervention qui a lieu le 18 novembre. On endort l'enfant et la poche est largement ouverte ; il s'écoule un liquide séreux et transparent en aussi grande abondance que la première fois. La paroi est examinée avec soin, sa surface interne est lisse, de couleur un peu ardoisée. Elle a une épaisseur de plus d'un demi-millimètre ; elle est fibreuse, plus mince et comme celluleuse en certaines places. On peut en faire facilement la décortication et on reconnaît sa complète indépendance des parties voisines.

CHAPITRE IV

ABCÈS A CONTENU SOLIDE, ABCÈS CASÉEUX.

Sous le nom d'abcès résidueux, Paget (1) a décrit des abcès formés dans les restes d'inflammations anciennes ou dans les parties voisines. « La plupart, dit-il, se forment dans les points où le pus produit longtemps auparavant a été retenu en totalité ou en partie, est devenu sec, en d'autres termes a vieilli. Mais il est probable que certains d'entre eux sont formés dans les épaississements, adhérences ou autres produits d'inflammation très antérieures lentement organisés. » En un mot, pour l'éminent clinicien étranger, la suppuration dans ces cas tire son origine non seulement des tissus détériorés par des inflammations antérieures, mais encore des tissus nouvellement formés dans ces foyers. L'observation de Paget nous paraît très juste, et communément en France on désigne sous le nom d'abcès tardifs les abcès survenus dans ces circonstances. Les inflammations chroniques des séreuses, des cavités articulaires en particulier fournissent des exemples de cette variété d'abcès. Mais, d'autre part, un certain nombre de faits d'abcès résidueux cités par Paget nous paraissent appartenir d'une manière certaine à la catégorie des abcès froids proprement dits, et nous obligent de les rapprocher des abcès à contenu solide que nous décrivons ici.

(1) Paget, *Leçons de clinique chirurgicale*, traduites de l'anglais par L. H. Petit, p. 395. Paris, 1877.

Ces derniers sont des cavités des parties molles dont le contenu a subi une modification de laquelle résulte un changement d'état; de liquide qu'il était, ce contenu est devenu solide. On pourrait tout d'abord comparer l'état concret de ce contenu à un dépôt qui va toujours augmentant, tandis que le liquide proprement dit diminue au contraire insensiblement jusqu'à sa résorption complète. Mais cette explication serait insuffisante en présence du rôle mieux défini que prend la paroi de l'abcès dans la formation de ce contenu. Que la résorption du liquide intervienne, la chose est une nécessité puisque l'abcès a présenté un contenu de cette nature avant sa transformation; mais cela n'implique nullement que ces amas caséeux soient le résidu de cette résorption. Nous avons vu combien il était fréquent de rencontrer des flocons caséeux mélangés au liquide des abcès froids; ces flocons sont des débris de la paroi détachés et plus ou moins désagrégés. Au contraire, dans les abcès solides le contenu est en blocs plus ou moins stratifiés et quelquefois tellement adhérents qu'on est obligé de se servir du doigt, de l'ongle, ou de la spatule pour déterger la cavité. Ils sont d'une très grande friabilité, d'une couleur jaunâtre ou décolorés; au microscope on y trouve incorporés quelques leucocytes et quelques rares éléments embryonnaires, mais tout le reste n'est qu'un amas de substance fibrineuse mélangée à des granulations sans forme et sans texture. Quelquefois, on trouve une continuité entre certains points de ces dépôts et la paroi de la poche elle-même, et dans maintes préparations microscopiques nous avons vu une portion de la paroi sur le point de se détacher complètement, séparée du reste par des intervalles percés à jour; on comprend aisément le mécanisme de ce travail dans la période où il s'opère. Ces amas caséeux ont donc pour origine la paroi elle-même, et ils se trouvent à l'état de liberté complète ou sont encore adhérents; mais, en tout cas, ils ne passent pas dans leur évolution par une période intermédiaire où on devrait les considérer comme étant en suspension dans le liquide de l'abcès.

En résumé l'abcès caséeux, à contenu solide, est un abcès froid ordinaire dans lequel le liquide s'est résorbé, la paroi se trouvant recouverte à ce moment de produits de déchéance de ses propres éléments. On peut comparer son contenu à ces amas de substance caséeuse qu'on rencontre assez souvent au sein des fongosités, en considérant que ces dernières remplissent à leur égard le même rôle que la paroi de l'abcès.

La fluctuation fait défaut dans les abcès caséeux ; mais on y remarque une mollesse accompagnée d'une certaine élasticité qui trompe le plus souvent, et quand on intervient chirurgicalement, on croit bien réellement ouvrir un de ces abcès. Pourtant ils présentent un caractère que j'ai constaté trois ou quatre fois, sans le rechercher d'ailleurs, dont la valeur est réelle. C'est une crépitation fine analogue à celle qu'on remarque dans les poches sanguines récentes et de nature à faire croire qu'on se trouve, en effet, en présence d'une coagulation sanguine véritable. Les commémoratifs viendront dissiper tous les doutes ; pourtant le contenu des abcès froids est quelquefois tellement riche en éléments sanguins, qu'en dehors de la couleur qui est alors d'un rouge plus ou moins foncé, il se trouve mélangé à des caillots plus ou moins abondants. Mais ces caillots sont mélangés à un liquide et tel n'est pas le cas des abcès caséeux proprement dits.

La transformation caséeuse totale, au point de former le contenu exclusif de la poche, s'observe dans les abcès tuberculeux simples probablement plus rarement que dans les abcès ossifluents. Dans le mal de Pott, tous les auteurs ont décrit ces tumeurs piriformes constituées par une membrane cellulofibreuse renfermant un contenu solide exclusivement caséeux ; ils ont rapporté avec raison l'origine de ce contenu à la lésion osseuse elle-même, c'est-à-dire aux tubercules vertébraux ; mais cette explication n'est pas suffisante dans les exemples

de maladies articulaires, de coxalgie suppurée où l'on trouve
un abcès ossifluent descendant jusqu'à la partie moyenne de la
cuisse, dont la constitution est formée par une paroi considéra-
blement épaissie par des couches caséeuses adhérentes, comme
cela est indiqué dans l'observation VIII, qui se trouve à la suite
de ce paragraphe. Cela n'a rien d'insolite d'ailleurs, la paroi
étant elle-même infiltrée de tubercules élémentaires dont l'évolution est identique à celle des produits tuberculeux primitifs
d'où émane l'abcès.

A côté des abcès caséeux se place naturellement la série
intermédiaire des abcès où l'on trouve en proportions inégales
beaucoup de liquide et peu de matière caséeuse, ou inverse-
ment. C'est à ce titre que nous donnons en résumé quelques
observations de toutes ces variétés d'abcès qui, en définitive,
traduisent le même état, la désorganisation plus ou moins
étendue de la paroi de l'abcès.

Obs. IV. — *Abcès froids multiples; contenu exclusivement solide dans
l'un d'eux; pas de lésions des os.* — Laurent (Marie), 9 ans, entre le
24 mai 1876, salle Sainte-Eugénie, n. 34.

Abcès froid volumineux au niveau de la partie moyenne de la
cuisse gauche, sans lésion du squelette. Un second abcès froid existe
au tiers supérieur de l'avant-bras gauche sans lésion osseuse. Ces
deux abcès ont encore leurs contours indurés. Il existe en même
temps sur la face antérieure de la cuisse droite une ulcération assez
étendue, et à côté d'elle deux plaques où la peau très amincie et en
partie détruite livre passage à quelques fongosités. Ce sont des com-
mencements d'ulcérations produites par des abcès froids anciens
sous-cutanés.

3 *juin.* — Ouverture des deux abcès : celui de la cuisse gauche
renferme peu de pus, mélangé à beaucoup de caillots noirs ; celui
de l'avant-bras contient une matière exclusivement caséeuse, qui ne
se déterge qu'avec le doigt.

Obs. V. — *Abcès froid à contenu exclusivement solide. Tumeur blanche du genou.* — Lajoigny (Baptiste), 13 ans, entre le 10 mai 1876,
salle Napoléon, n. 37.

Ostéo-arthrite paraissant avoir débuté par l'extrémité inférieure
du fémur qui est aujourd'hui très gonflée. Les parties molles sont

engorgées ; le cul-de-sac supérieur du genou est distendu et fongueux. Au côté interne on trouve une collection qui paraît ne pas communiquer avec l'articulation ; la jambe est dans la rotation en dehors. L'incision de l'abcès interne a donné issue à une matière molle, caséeuse, sans trace de liquide ; cette matière est contenue dans une cavité constituée par une paroi inégale et villeuse, de couleur lardacée en certains points.

Obs. VI (Thèse de Bézy) (1). — *Abcès tuberculeux de la région trochantérienne, mélange de pus et de matière caséeuse.* — Kintzelé (Emile), 2 ans et demi, a été nourri au sein par sa mère, il a marché à 15 mois. Pas d'antécédents morbides. Il présente sur le grand trochanter gauche une tumeur molle et fluctuante de la grosseur d'une noix ; la peau est rouge, amincie, mais non ulcérée. La tumeur est indolore, fait corps avec la peau, mais glisse sur le grand trochanter dont elle est indépendante. L'exploration du fémur ne dénote aucune lésion de cet os ; on peut s'en assurer encore après l'ouverture de l'abcès ; il s'écoule du pus mêlé à une certaine proportion de matière caséeuse ; le stylet introduit dans la poche ne fait pas sentir de dénudation osseuse.

Obs. VII. — *Abcès froids sans lésion des os ; mélange de pus et de matière caséeuse.* — Richard Moëz (Séraphine), 3 ans, 20 juin 1878.

Un abcès froid du volume d'une pomme d'api occupe la partie externe du genou gauche ; la peau adhère à l'abcès comme elle adhère à la poche des kystes sébacés, ce qui indique que la collection a pris naissance au voisinage de la peau. On en a la preuve dans l'existence d'une seconde tumeur placée à la partie supérieure et postérieure de la cuisse gauche ; cette tumeur a le volume d'une noisette, elle fait corps avec la peau et présente un aspect gaufré.

Le pus qui sort de ces abcès présente de gros grumeaux caséeux analogues au pus des ganglions lymphatiques.

Obs. VIII. — *Coxalgie. Abcès froid ossifluent ; masses caséeuses libres et adhérentes de la paroi ; examen histologique de la paroi ; tubercules élémentaires.* — Hébert (Jeanne), 12 ans et demi, entre le 22 juin 1880, salle Sainte-Eugénie, n. 6.

Coxalgie gauche. Abcès remontant à deux ou trois mois d'existence, à la formation et à l'évolution duquel j'ai pu assister. Il forme un boyau allongé et fluctuant qui va du pli de l'aine au-dessous du milieu de la cuisse. En bas, la peau est rouge, amincie, sur le point de s'ulcérer. Au-dessus de ce point inflammatoire, la poche est sous-aponévrotique et entourée de tissus assez denses. Ouverture le

_____

(1) Bézy, abcès tucbrculeux. Thèse de Paris, 1879.

22 juin par une incision curviligne placée à la partie inférieure de l'abcès, au-dessous de la peau enflammée.

La poche a près d'un centimètre d'épaisseur ; une couche de tissu lardacé inflammatoire forme sa limite extérieure. En dedans, la poche présente une surface jaune qu'on ne peut séparer de masses caséeuses adhérentes ; le liquide est séro-purulent et mélangé à des grumeaux caséeux et à des masses caséeuses. Le doigt introduit dans la cavité enlève des masses volumineuses de caséum, en partie libres, en partie adhérentes et faisant corps avec la paroi. En les examinant de plus près, on reconnaît que ce sont des portions de la poche qui se sont caséifiées et qui sont en grande partie tombées dans la cavité. Quelques-unes de ces masses forment encore paroi, il a fallu les détacher avec le doigt, l'ongle et la spatule. En résumé, les produits solides sont des lambeaux de poche que l'inflammation a pour rôle de détruire.

Examen histologique. Poche réduite à presque rien : le tissu embryonnaire de la paroi est infiltré de follicules tuberculeux.

CHAPITRE V

Il est incontestable que les phénomènes locaux liés à l'évolution des abcès froids s'opèrent sans réaction appréciable ; le malade lui-même n'en est guère averti que par l'apparition d'une déformation visible, et par la découverte d'un gonflement anormal. Pourtant, dans quelques cas, un peu de gêne et même de légères douleurs éveillent son attention avant la constatation de la tumeur. C'est la nature latente de ce travail, qui a fait qualifier ces collections du nom de tumeurs froides, par opposition à celui d'abcès chauds qu'on a justement réservé pour désigner exclusivement les foyers, dont l'apparition s'annonce par un cortège de phénomènes locaux et généraux plus ou moins intenses. Dans l'abcès froid, au contraire, cet appareil fait défaut, et s'il survient accidentellement, ce n'est qu'à titre de complication, et il ne prend aucune part à la formation ou au développement ultérieur de l'abcès. Nous avons vu quel était le mécanisme d'accroissement de la tumeur et comment elle se propageait aux parties voisines ; il était alors intéressant de chercher si les phénomènes liés à ce travail se passaient véritablement dans un silence absolu et ne s'accompagnaient pas de changements dans la température locale. Thompson avait bien indiqué un certain degré de chaleur appréciable à la main dans quelques cas, mais il ne l'avait pas mesurée et comme il signale en même temps la coexistence de douleurs, il

est probable, il est certain même, qu'il n'avait cherché ces manifestations locales que pour montrer la nature inflammatoire de
ces tumeurs.

La température des parties molles en regard de ces collections a été prise sur six sujets. On l'a relevée sur chacun d'eux
plusieurs jours de suite, matin et soir; puis on a attendu quelque temps pour recommencer une nouvelle série d'expériences;
second temps d'arrêt, seconde reprise de ces recherches et ainsi
de suite. La température locale sur la région symétrique du
corps, la température générale du sujet ont été prises chaque
fois concurremment. On trouvera dans les observations les
résultats particuliers et nous ne pouvons indiquer ici que les
points essentiels de ces résultats.

La température générale est augmentée de quelques dixièmes
en moyenne; les sujets étant des enfants depuis cinq ans jusqu'à treize ans et demi, on trouve quelquefois comme données
de la température générale du matin 37°,8, 37°,7, plus ordinairement 37°,4, 37°,5 et jusqu'à 37°,6. Nous ne l'avons jamais
trouvée au-dessous de 37°,3 et rarement à ce degré. On peut
donc dire que la température générale du corps présente deux
à trois dixièmes de degré d'augmentation sur l'état normal.

La température locale présente encore des résultats plus
précis. On a toujours constaté une différence entre la partie
affectée et la partie saine, et cette différence est accusée par
deux, trois, quatre et cinq dixièmes en faveur de la région
atteinte. Là où siège l'abcès, en un mot, on trouve une élévation de température appréciable, qui se traduit par une augmentation de quatre dixièmes d'après une moyenne des faits.

Ces températures ont été prises sur des régions occupées
par des abcès tuberculeux indépendants, d'un certain volume,
et par des abcès ossifluents loin de la source osseuse. Aucune
différence ne m'a paru devoir être mentionnée dans les deux
variétés d'abcès. Comme la marche et l'accroissement de ces
abcès sont généralement des phénomènes lents et progressifs,

il devenait intéressant de connaître l'influence qu'une évolution plus rapide pouvait amener dans ces résultats. Pour y parvenir, nous avons fait la ponction simple de quelques-unes de ces collections, et nous avons attendu quelques jours pour ne pas mélanger les résultats dus au traumatisme lui-même avec ceux dus à l'activité de la paroi et à la réapparition du liquide. Comme tous les chirurgiens, nous avons remarqué que les ponctions simples, avec le trocart ordinaire, sont suivies d'une réaction générale légère ou plus intense qu'il importait de séparer de ce qui allait se passer localement du côté de la paroi. Voici un de ces résultats qui me paraît parler aux yeux plus sûrement que toute description.

Une jeune fille de treize ans et demi portait un vaste abcès fémoro-abdominal probablement symptomatique d'une lésion de l'os iliaque ; la collection fémorale était telle que j'en ai retiré le 9 juillet, par une ponction, plus de 300 grammes de liquide, dont l'analyse chimique a été faite. Cette collection n'était le siège d'aucun travail inflammatoire, elle était encore sous-aponévrotique. Nous avons attendu six jours, c'est-à-dire jusqu'au 15 juillet, pour prendre la température locale. L'enfant n'avait accusé d'ailleurs aucun symptôme de réaction bien appréciable après la ponction.

Le 15 *juillet*, le liquide s'était déjà un peu reproduit et cette reproduction n'a fait que s'accroître les jours suivants, avec une telle rapidité, qu'il s'est fait une perforation spontanée de l'abcès le 21 juillet.

La température générale du matin était à 38° ; la température locale, du côté de l'abcès, marquait 37°,6, du côté sain 36°,4.

16 *juillet* : température générale 38°. — Locale, côté malade 37°,6 ; côté sain 36°,7.

17 *juillet* : température générale 38°,2. — Locale, côté malade 37°,3 ; côté sain 36°,5.

18 *juillet* : température générale 38°. — Locale, côté malade 36°,5 ; côté sain 36°.

20 *juillet* : température générale 38°. — Locale, côté malade 37°,5 ; côté sain 36°,2.

Le 21 *juillet,* le liquide remplissait la poche comme avant la ponction, elle s'est ouverte spontanément ce même jour.

22 *juillet* : température générale 37°,5. — Locale, côté malade 35°,5 ; côté sain 36°,4.

24 *juillet* : température générale 38°. — Locale, côté malade 37°,5 ; côté sain 37°.

Il serait inutile de prolonger davantage cet exposé de chiffres quotidiens ; ils indiquent ce qui était à prévoir, que le travail d'activité de la paroi se traduit par une élévation de température d'autant plus considérable, que ce travail est lui-même plus intense.

CHAPITRE VI

Il n'entrait pas dans le plan de cette étude de faire l'histoire des abcès froids tuberculeux qu'on rencontre dans les viscères et les différents parenchymes glandulaires. Mais il était utile d'en dire quelques mots, ne fût-ce que pour montrer la question sous toutes ses faces. A ce titre, nous avons cru devoir présenter le résumé des recherches des auteurs sur ce sujet.

Mamelle. — Les abcès froids tuberculeux de la mamelle ne sont pas très rares, et Velpeau (1), qui les avait maintes fois rencontrés, leur a consacré dans son livre quelques pages qu'on peut lire encore avec fruit. Ces abcès peuvent siéger sous la peau, ou dans le parenchyme lui-même, quelquefois dans la couche cellulaire rétro-mammaire. Le début est uniforme ; une jeune femme rarement saine et vigoureuse, plus souvent maladive et affaiblie, porte au niveau du sein une ou plusieurs tumeurs indolentes qui sont prises pour des adénomes ou des tumeurs plus malignes ; plus tard elles se ramollissent et deviennent des poches purulentes, des abcès froids. A l'ouverture de ces abcès, on trouve un pus mal lié mêlé de grumeaux caséeux. Tantôt l'abcès est simple et sans lésion des organes voisins (abcès froid idiopathique de Velpeau) ; tantôt, au contraire, il est en relation avec une lésion des côtes, du poumon ou des

(1) Velpeau, *Traité des maladies du sein*, 1858, 2ᵉ édition, p. 123, 334, etc.

organes du médiastin (abcès froid symptomatique de Velpeau). On a cité des cas d'abcès froids de la mamelle consécutifs à l'ouverture d'une caverne pulmonaire à travers un espace intercostal.

M. le professeur Gosselin, dans une communication orale toute récente, nous a fait part d'un abcès froid de la mamelle ouvert par lui, dont la paroi renfermait de nombreux follicules tuberculeux.

Organes génitaux. — Nous pouvons en dire autant des abcès froids des organes génitaux de l'homme et de la femme.

Le professeur Brouardel (1), dans un travail des plus importants, nous a fait connaître toutes les formes de la tuberculose génitale chez la femme. Tantôt, on trouve les cavités des trompes et du corps de l'utérus remplies d'une matière caséo-purulente ; tantôt, cette matière est collectée et enkystée et ne diffère nullement de celle qu'on rencontre dans les cavernes pulmonaires, les abcès par congestion, les coxalgies suppurées, etc. L'ovaire est quelquefois réduit à une coque purulente qui peut atteindre le volume d'un œuf de pigeon. On peut trouver dans ces ovaires différents degrés de tuberculisation : tubercules crus, abcès froids tuberculeux à contenu caséeux, ou liquide séro-purulent, séreux, etc. Ces abcès de l'ovaire s'ouvrent assez souvent dans le rectum, plus rarement dans le péritoine ou dans la vessie.

Dans une thèse plus récente, M. Reclus, étudiant la tuberculose du testicule, nous a donné de précieux renseignements sur les abcès froids tuberculeux du testicule, de l'épididyme et de la prostate (2). Ici encore, nous voyons les tubercules crus s'établir d'abord dans le parenchyme glandulaire, s'agréger en masses plus ou moins volumineuses et dures au début,

(1) Brouardel, *De la tuberculisation des organes génitaux de la femme*, thèse de Paris, 1865.
(2) P. Reclus, *Tubercule du testicule*, thèse de Paris, 1875.

puis se ramollir et former des abcès à contenu caséeux qui crèvent et se vident, en laissant des cavernes et des fistules d'une interminable durée.

Reins. — Les reins présentent assez souvent des abcès froids tuberculeux; en général, la tuberculose rénale s'accompagne de tuberculose des bassinets, des uretères et de la vessie. Outre les tubercules miliaires dont nous ne parlerons pas, on rencontre dans les reins de véritables foyers kystiques remplis par des masses caséeuses ou caséo-purulentes, dont l'origine tuberculeuse ne fait pas un doute. M. Lancereaux a étudié avec soin toutes ces formes de la tuberculose rénale (1).

Foie et rate. — Dans ces derniers viscères, les abcès froids tuberculeux sont beaucoup plus rares, et habituellement la granulation miliaire et le tubercule cru sont les seuls degrés qu'on observe. Les auteurs qui décrivent des foyers caséeux dans le foie et la rate les ont souvent confondus avec les infarctus, si communs dans ces organes.

Encéphale. — Le cerveau est plus souvent le siège de ces gros tubercules jaunes qui peuvent se ramollir et constituer de véritables abcès froids enkystés, d'origine nettement tuberculeuse. Concurremment avec ces abcès froids du cerveau, on relève l'existence de lésions tuberculeuses dans d'autres organes, dans le poumon, dans les os (carie du rocher). La protubérance peut quelquefois présenter ces gros tubercules en foyer qui donnent lieu à une symptomatologie spéciale.

Appareil digestif. — Les ulcérations tuberculeuses de la langue, la phthisie linguale si bien décrite par Julliard (2) et par

(1) Lancereaux, *Anatomie pathologique*, texte, p. 349; atlas, pl. XXXV et XXXV
Id. art. *Rein* du Dictionnaire Dechambre.
(2) Julliard, *Des ulcérations de la bouche et du pharynx dans la phthisie pulmonaire*, thèse de Paris, 1865.

le professeur Trélat (1), rentrent par certains côtés dans la catégorie des abcès froids tuberculeux. En effet, comme l'ont démontré les auteurs que nous venons de citer, la lésion initiale est constituée par de véritables tubercules, durs au début, plus tard ramollis et formant de véritables petits abcès. Ce n'est qu'après la rupture de ces abcès qu'on voit les ulcérations. Quelquefois même l'abcès est volumineux et ressemble à une gomme. M. Féréol (2) en a rapporté un exemple des plus remarquables, dont nous résumerons les traits principaux. Un homme de soixante-deux ans, forgeron, présentant des signes de tuberculose pulmonaire avancée, porte sur la partie moyenne de la langue une cavité déchiquetée, cratériforme, ressemblant à une gomme qui vient de se vider. Cette cavité, au fond de laquelle on aperçoit des détritus pultacés, logerait facilement une grosse noisette. Le pourtour de l'ulcère présente de petits points jaunes (abcès miliaires tuberculeux). Des lésions analogues ont été notées dans les autres parties du tube digestif, pharynx, intestin, etc., nous n'insisterons pas davantage.

Ganglions lymphatiques. — Les abcès froids ganglionnaires sont d'une fréquence extrême et ils ont été le sujet dans ces derniers temps de travaux très considérables. De très vives et très ardentes discussions se sont élevées sur leur nature, et la question n'est pas encore complètement résolue. Nous ne prendrons pas parti dans cette lutte qui a soulevé des passions aussi bien en France qu'en Allemagne, nous bornant à remarquer d'ailleurs qu'au point de vue qui nous intéresse, le litige n'existe que sur un point. Les anatomo-pathologistes sont, en effet, unanimes dans les deux camps à admettre l'existence des abcès froids tuberculeux proprement dits. Mais, à côté de cette variété fort importante et indéniable, on trouve dans les gan-

---

(1) Trélat, *Note sur l'ulcère tuberculeux de la bouche et en particulier de la langue* (*Arch. gén. méd.*, 1870).
(2) Féréol, *Société méd. des Hôpitaux*, 14 juillet 1876.

glions des produits caséeux, qui auraient, d'après certains auteurs, une tout autre origine. Susceptibles de se transformer en abcès, ces abcès ne seraient donc plus tuberculeux. En un mot, Virchow, Rokitansky, et après eux la plupart des Allemands, Cornil en France, prétendent que l'inflammation ganglionnaire peut avoir pour terminaison un produit caséeux, sans que ce produit dérive nécessairement de l'existence antérieure de tubercules. L'inflammation caséeuse serait l'apanage des scrofuleux, et n'impliquerait nullement la donnée constante de la tuberculose représentée par le tubercule de Laennec. Le débat sur ce terrain est encore ouvert, et il est probable que le désaccord existera longtemps encore ; nous ne devions que l'indiquer, en faisant remarquer qu'il ne porte pas sur l'existence, admise par tous, des abcès tuberculeux proprement dits.

CHAPITRE VII

INDICATIONS THÉRAPEUTIQUES RELATIVES AUX ABCÈS TUBERCULEUX ORDINAIRES ET AUX ABCÈS OSSIFLUENTS SESSILES OU PAR CONGESTION.

Pour des raisons qui se tirent des mêmes considérations et qui sont d'ailleurs suffisamment développées dans ce qui précède et ce qui suit, nous avons pensé qu'on trouverait aussi convenable et moins long surtout, de présenter dans un même paragraphe les indications réclamées par ces deux variétés d'abcès. Elles seront au surplus envisagées isolément.

Pour l'abcès froid ordinaire, une thérapeutique simple est d'habitude efficace. Ouvrir l'abcès dès qu'on y a reconnu l'existence de la fluctuation ; maintenir sa surface interne exposée en la recouvrant de topiques appropriés, ou modifier cette surface interne par des injections, plus énergiques la première fois, moins fortes et détersives les jours suivants, telles sont les règles auxquelles on obéit d'habitude en les modifiant plus ou moins, et qui sont suivies d'un résultat favorable. L'application du pansement de Lister permet de les suivre avec plus de rigueur, et, en laissant le drain à demeure jusqu'à l'exfoliation de la paroi, on arrive à la guérison avec une sécurité plus complète. Le principe d'après lequel s'opère cette guérison se tire de la constitution anatomique de la paroi, et les conditions diverses où elle se trouve expliquent bien les différences dans la durée de la cure. Tantôt, en effet, dans les abcès d'un médiocre volume, il n'est besoin que de quelques jours pour obtenir une cicatrisation définitive; d'autres fois, il reste un trajet qui suppure longtemps, et dans les abcès tuberculeux viscéraux, comme il existe un foyer profond qui fournit des produits de déchéance sans cesse renouvelés, on a fréquemment sous les yeux le spectacle de suppurations d'une interminable durée. On comprend, dès lors, que dans cette dernière variété d'abcès, dont le testicule offre le type le plus frappant, un certain nombre de chirurgiens aient préconisé une nouvelle ligne de conduite à tenir.

Déjà Malgaigne avait proposé la résection des foyers caséeux, et d'autre part Dupuytren, Bouisson, Verneuil ont cherché par différents procédés de cautérisation à détruire la source même du mal. Mais, si ces divers moyens ont leurs applications, ils échouent aussi fort souvent; on comprend, dès lors, que la castration ait été proposée pour obvier à cette série d'écueils, et cette pratique est conseillée par le professeur Richet, Tillaux, et d'autres chirurgiens encore.

Dans l'espèce, la castration se présente, en dehors de toute autre considération, comme une méthode d'autant plus rationnelle, que les fonctions de l'organe sont perdues sans rémission. C'est sur l'application d'une donnée analogue que doit reposer la thérapeutique des abcès froids; elle est d'autant plus applicable qu'il n'y a pas à faire le sacrifice d'un organe, qu'on doit simplement débarrasser l'économie d'une membrane qui fait tout le mal localement. Dans les premiers temps, il y aura deux ans bientôt, poursuivant l'étude de la paroi et des conditions anatomiques de son développement, j'appliquais la bande d'Esmarck pour ne pas être gêné par le sang, puis j'ouvrais la cavité en dessinant, par une incision, un petit lambeau cutané. Je procédais ensuite à la dissection de la paroi. Il était évident qu'en dehors du bénéfice que l'étude pouvait en retirer, c'était entreprendre une besogne inutile. La paroi s'extirpe, en effet, avec la plus grande facilité. Il suffit

pour cela, après avoir ouvert largement la poche, de procéder
à sa décortication ou à son abrasion en se servant d'un instru-
ment un peu émoussé, comme une spatule, un grattoir, des
ciseaux. Le doigt lui-même, une fois qu'on a commencé ce
travail, peut aider à l'achever et servir à détacher ces détritus
caséeux qui font corps avec la paroi. Lorsque la poche présente une ou plusieurs cavités secondaires, on doit agir sur
elles comme sur la cavité principale et veiller avec soin à l'extirpation totale de ces bourgeons envahissants qui sont des éléments de propagation. La décortication de l'abcès froid ne donne
jamais lieu à une hémorrhagie qui doive inquiéter. Il s'écoule,
au moment où on la pratique, une certaine quantité de sang
qui se répand en nappe, mais cette hémorrhagie, qui provient
uniquement de l'abrasion des fongosités, ne tarde pas à s'arrêter après quelques lavages à l'eau froide alcoolisée ou phéniquée.

Il semblerait qu'on dût rechercher une réunion par première intention à la suite de cette décortication ; telle n'est
pas mon opinion cependant, car on ne doit pas comparer
l'état dans lequel se trouvent les tissus à la suite de la décortication, à celui d'une plaie ordinaire récente. Une infiltration
plus ou moins grande d'éléments embryonnaires a déjà, en
effet, envahi ces tissus plus ou moins profondément, et, s'ils sont
susceptibles d'entrer en voie d'organisation immédiate, ces éléments peuvent aussi bien devenir l'objet d'un travail de régression et de destruction. Il importe donc de laisser, à l'aide d'un
drain, une voie ouverte aux liquides qui pourront se produire,
en cherchant d'ailleurs la réunion immédiate pour le reste de la
cavité. Cette réunion sera obtenue dans beaucoup de cas si ce
n'est pas dans le plus grand nombre, et l'on sera ainsi à l'abri
de tout danger et de toute inquiétude de récidive. Le plus grand
nombre des malades, presque tous ceux en particulier qui sont
venus à l'hôpital depuis plus de dix-huit mois, dont ce travail
contient les observations, ont été traités par la décortication

et l'abrasion de la paroi, et je ne trouve mentionnés, comme complications sérieuses, que deux érysipèles qui ont été bénins ; il importe d'ajouter que beaucoup de ces abcès n'étaient constitués que par de petites cavités ou des cavités d'un médiocre volume.

Abcès chroniques ossifluents, sessiles et par congestion. — La distinction entre les abcès ossifluents sessiles et les abcès par congestion proprement dits, entre ceux qui poursuivent toutes les étapes de leur développement sur la place qui les a vus naître, et ceux qui, nés de la même manière, viennent apparaître au loin, est de la plus haute importance. On peut même ajouter que les abcès par congestion, ayant pour origine la colonne vertébrale, et ne proéminant à l'extérieur qu'après avoir parcouru un long trajet à travers une ou deux cavités du tronc, constituent au point de vue pratique une classe véritablement à part.

La première variété, les abcès sessiles proprement dits comportent l'application des mêmes règles qui s'adressent aux abcès froids simples. On ne doit y ajouter qu'une considération nouvelle, celle qui a trait à la source qui les alimente. Mais nous avons déjà vu et nous insisterons encore davantage sur ce fait lorsque nous étudierons leur développement, que les lésions osseuses, qui sont primitivement le point de départ du travail qui aboutit à l'abcès, ne sont pas cependant l'unique cause de leur existence. La paroi de l'abcès intervient pour une nouvelle part, qui s'ajoute à la précédente, dans la formation du pus. Il résulte de là, que les méthodes opératoires curatives de ces abcès doivent rationnellement s'adresser à ces deux éléments, la paroi de l'abcès, la lésion osseuse primitive, l'une et l'autre étant des foyers d'entretien de la suppuration. Mais si l'une est facilement accessible, l'autre ne l'est pas toujours aussi aisément ; elle comporte l'emploi de moyens qui transforment une opération simple en une opération plus compliquée, laborieuse, et quelquefois difficile. C'est pour ce motif qu'après avoir ouvert l'abcès et détergé plus ou moins sa cavité, on abandonne volontiers à la nature, à l'action du temps le soin d'achever l'œuvre et de guérir l'affection osseuse. On laisse s'établir un trajet fistuleux qui persistera plus ou moins longtemps, par où sortiront quelquefois des esquilles osseuses, autour duquel se formeront de nouveaux foyers, etc., etc. Cette conduite s'explique d'autant mieux, qu'on n'a souvent que des données fort incertaines sur le siège, la profondeur, l'étendue et la nature même des lésions osseuses ; on est encore arrêté par le voisinage d'une articulation, par les difficultés ou le danger qui se tirent de la présence des cavités du tronc, de la face, etc., etc. Néanmoins, il faut le reconnaître, cette thérapeutique, fort excusable d'ailleurs dans un certain nombre de circonstances, est d'autant plus incomplète qu'elle laisse persister la cause principale de tous les désordres. Cette cause doit être considérée comme l'objectif principal qu'il faut poursuivre autant qu'on le peut, par l'emploi des procédés ordinaires qu'on applique aux lésions osseuses, et qui comprennent une série de moyens que nous n'aborderons pas, depuis la simple rugination jusqu'à la résection proprement dite.

De toutes manières, qu'on s'adresse à la lésion osseuse ou qu'on la néglige provisoirement, l'abcès doit être ouvert et on doit agir sur sa paroi comme à l'égard des abcès froids ordinaires. La décortication, l'abrasion des parties fongueuses seront faites avec le même soin, et on obtiendra quelquefois alors ce résultat inattendu, la guérison de l'abcès et de la lésion osseuse en même temps.

C'est qu'en effet, dans maintes circonstances, cette lésion osseuse est superficielle et minime, et on ne peut juger de son importance par la considération exclusive de l'abcès ; une petite altération de la surface d'un os produit souvent d'énormes abcès ; une lésion profonde et plus étendue, plus complexe, peut n'entraîner que de médiocres désordres dans les parties molles. De telle sorte qu'une influence modificatrice heureuse se produit souvent dans les lésions superficielles des os, à la suite de la résection de l'abcès, et que leur cicatrisation s'opère de concert avec celle des parties molles.

Le même raisonnement serait de tous points applicable aux abcès par congestion, si on n'avait pas à tenir compte de l'éloignement où se trouve la lésion osseuse. Nul ne méconnaît la gravité de ces abcès, et bien qu'ils n'aient pour origine, dans beaucoup de cas, qu'une lésion des os qui n'est certes pas plus importante, plus étendue ou d'une autre nature que celles qui amènent la formation des abcès ossifluents sessiles, néanmoins leur pronostic se présente dès leur avènement avec un caractère de gravité qui ne s'attache pas aux autres. C'est qu'en effet la considération de la paroi joue, dans tous ces abcès, un rôle des plus importants ; lorsqu'elle prend des proportions considérables qui créent des surfaces purulentes extrêmement étendues au milieu d'organes gênant par leur mobilité le rapprochement et l'adhésion ultérieure des parties, on trouve de par ce premier fait des conditions déjà très défavorables. Elles seront rendues plus fâcheuses encore par l'entrée de l'air dans la cavité, par son mélange aux liquides, et par les altérations chimiques résultant des combinaisons qu'il forme avec les corps gras de ces liquides.

L'impossibilité où l'on est de détruire la paroi et d'agir sur les os d'où émane l'abcès impose l'obligation de recourir à d'autres méthodes que dans les abcès sessiles. Si l'on voulait faire une histoire suivie et quelque peu complète des procédés qu'on a tour à tour préconisés, on verrait déjà que les modifications que l'on a cherchées, autant dans la manière dont on devait attaquer l'abcès que dans l'emploi des topiques dont on s'est servi pour empêcher l'altération des liquides, témoignent de la préoccupation constante des chirurgiens sur ce point particulier de leur pratique. L'appréhension des dangers inhérents à l'ouverture de ces abcès a pris une telle consistance, qu'un certain nombre d'auteurs ont écrit qu'il était préférable d'abandonner ces collections à la prévoyance de la nature et d'attendre qu'elles vinssent s'ouvrir spontanément.

Comme la plupart des chirurgiens, je redoutais l'intervention dans les abcès par congestion et je la retardais autant que possible. Une telle conduite a de grands inconvénients ; elle laisse grossir démesurément des collections sur lesquelles on devra agir plus tard, alors qu'elles seront dans des conditions plus défavorables. On peut donc dès maintenant poser le principe suivant : tout abcès par congestion doit être ouvert dès qu'il apparaît dans une région chirurgicale accessible, où l'on ne court aucun risque de blesser un organe important.

Cette donnée établie et acceptée, les abcès par congestion présentent, selon leur origine et leur siège, deux variétéscliniques importantes qui ont été l'objet d'une distinction par tous les auteurs. Ils ont un siège exclusif dans un membre, et ils sont symptomatiques d'une affection d'un des os de ce membre ; c'est la première variété dont nous nous occuperons tout d'abord.

Les os de la racine des membres, principalement du membre inférieur, l'os iliaque et le fémur, quelquefois les os de la jambe, l'omoplate, la clavicule et l'humérus pour le membre supérieur, sont le plus souvent le point de départ de ces abcès. Bien qu'elles apparaissent dans des conditions différentes, nous croyons qu'on doit appliquer à ces collections les règles opératoires des abcès chroniques ossifluents sessiles. Un certain nombre de nos observations ont trait à cette catégorie d'abcès et l'ouverture de ces abcès n'a pas entraîné de fâcheux effets.

Lorsqu'ils sont symptomatiques d'une lésion articulaire, la question se complique d'une difficulté souvent insurmontable, celle de savoir s'ils sont ou ne sont pas en communication avec la cavité articulaire. On a souvent sous les yeux l'exemple d'abcès par congestion symptomatiques d'une coxalgie suppurée qui viennent proéminer dans une région du membre abdominal assez éloignée de la jointure. Le plus souvent ils relèvent de lésions des os compris dans la jointure, et l'abcès est en rapport avec l'intérieur de l'article, mais rien n'autorise à l'établir ; on ne peut avoir que des soupçons. Dans ces conditions de doute, je n'ai pas hésité plusieurs fois à intervenir, ne fût-ce que pour atténuer les ravages inhérents à l'accroissement de la poche. En ouvrant l'abcès, j'ai décortiqué, autant que je l'ai pu, la paroi au milieu des parties molles sans atteindre les os, et cela n'a pas eu de suites fâcheuses. Quelques malades ont eu une cicatrisation assez prompte ; chez la plupart, comme dans les cas précédents, il a persisté un trajet fistuleux qui n'est susceptible de tarir qu'avec la guérison des lésions plus profondes.

Dans l'articulation du genou, les choses se présentent avec plus d'évidence et la présence d'un liquide intra-articulaire se révèle par des caractères d'une netteté beaucoup plus grande ; aussi l'arthrotomie doit-elle venir en aide à l'ouverture de l'abcès par congestion, là comme au cou-de-pied. Je possède plusieurs observations de guérison d'arthrotomie du genou dans ces circonstances ; les malades n'ont conservé que des fistules osseuses en rapport avec les lésions primitives.

La seconde variété d'abcès par congestion comprend les abcès qui se montrent dans les cavités du tronc où ils ne sont guère évidents que dans l'abdomen, et qui n'apparaissent qu'ultérieurement dans le membre inférieur. Symptomatiques d'une lésion des corps vertébraux d'habitude, ils le sont aussi des affections chroniques de l'os iliaque, des côtes mêmes, du sacrum. Je crois que la méthode antiseptique de Lister permet aujourd'hui de traiter ces collections le plus promptement possible et de ne pas attendre qu'elles viennent proéminer sous le tégument externe après avoir pris un développement excessif. Je n'ai pas, il est vrai, ouvert ces abcès dans la cavité abdominale, mais maintes fois, à l'exemple de Lister, de Lucas Championnière (1), j'ai incisé largement, comme le conseillait Flaubert de Rouen dès 1820 (2), la portion crurale de cavités en bissac dont une dépendance occupait l'abdomen. A la suite de la large incision, on introduit un tube à drainage volumineux qu'on conduit aussi loin que possible, dans la loge abdominale si on peut y atteindre. Dans un second temps, il importe d'injecter, dans la poche, une solution phéniquée forte, et de la renouveler plusieurs fois de suite, de manière à déterminer le contact du liquide avec la plus grande surface possible du foyer. On se sert, pour les pansements ultérieurs, de solutions phéniquées au cinquantième et au centième, et on suit rigoureusement les préceptes qui servent de règle à ce pansement.

Les résultats immédiats ne sont pas toujours les mêmes chez les enfants. Quelquefois il survient, au bout de vingt-quatre à quarante-huit heures, une réaction générale intense, marquée par une élévation de la température qui monte à 39° et 40° même. Cette réaction dure plusieurs jours et va ensuite en décroissant. Il nous est même arrivé de la voir se reproduire sans en trouver le motif, quelque temps après qu'elle avait cessé totalement.

Dans d'autres circonstances, l'élévation de la température et les phénomènes généraux sont beaucoup moins accusés ; dès le soir de l'opération, la température monte d'un degré et, pendant deux à trois jours, elle oscille dans ces limites ; puis l'état fébrile tombe.

Localement il ne survient pas de complications ; mais il reste plus tard, lorsque la poche est cicatrisée en grande partie, un trajet fistuleux se rendant de la peau à l'os malade. Ce n'est qu'exceptionnellement qu'on assiste à la prompte cicatrisation de ce trajet, la lésion osseuse touchant à la guérison au moment de l'ouverture de l'abcès.

____

(1) Lucas Championnière, *Chirurgie antiseptique*, 2ᵐᵉ édition, p. 228.
(2) Flaubert de Rouen, *in* thèse de Bailleul. Paris, 1820, n° 76.

CHAPITRE VIII

Il était indispensable de placer, à la suite de la première
partie de ce travail, les observations d'où découlent les considérations qui précèdent et qui les ont fait naître. On compren-
dra qu'il était inutile de donner de ces faits autre chose qu'un
résumé ; les antécédents du côté des parents, les maladies antérieures de l'enfant, son apparence au moment où il est venu
à l'hôpital, et son état quand il l'a quitté, ne s'y trouvent pas.
Ce n'est pas que toutes ces circonstances aient été négligées,
non certes, et dans mon service d'hôpital, comme dans les autres d'ailleurs, on leur accorde toute l'importance que l'on doit
attacher à les connaître. Mais, ces observations ne devant servir
qu'à éclairer la nature des abcès froids, et qu'à relater les particularités cliniques de leur paroi et de leur contenu, un court
résumé de chacune d'elles ne rappelant que les points saillants
remplira ce but sans donner à ce travail une extension déme-
surée.

Les faits qui suivent sont partagés en deux groupes. Un premier comprend les observations des abcès dont la paroi a été
l'objet de l'examen microscopique ; elles sont au nombre de
sept et elles viennent immédiatement à la suite les unes des
autres. Pour les autres, qui constituent le second groupe, cet
examen était superflu, car les malades portaient, sur d'autres
régions du corps, en même temps que l'abcès principal, un

noyau tuberculeux faisant tumeur, ou des gommes tuberculeuses ramollies, par conséquent de petits abcès tuberculeux. Nous avons aussi examiné plusieurs de ces tumeurs, ainsi qu'on le verra dans la seconde partie de ce mémoire, et, comme MM. Brissand et Josias, nous avons trouvé qu'elles étaient franchement tuberculeuses. Le chiffre de nos examens microscopiques ne se borne pas d'ailleurs à ces seuls cas, il faut y ajouter onze observations de parois d'abcès ossifluents qui ont été également l'objet d'études microscopiques minutieuses. Ces observations seront données dans la troisième partie de ce travail où leur place est marquée à la suite de la tuberculose osseuse.

Les sept observations qui suivent sont celles d'abcès froids, d'un volume ordinaire, depuis une noix jusqu'à celui d'un gros œuf en moyenne ; ces abcès se sont montrés isolément chez des sujets de plus ou moins bonne apparence ; leur paroi a été excisée, mise immédiatement en partie dans l'alcool pur et on a procédé ensuite à leur examen microscopique.

PREMIER GROUPE

OBSERVATIONS D'ABCÈS FROIDS DONT LA PAROI A ÉTÉ EXAMINÉE AU MICROSCOPE (1).

OBS. IX. — *Abcès froid de la cuisse.* — *Liquide acajou.* — *Bourgeons de la poche.* — *Myriade de trous de l'aponévrose fémorale.* — *Décortication de la paroi : examen microscopique.* — Bernard-Félix Florimont, 11 ans et demi, entre le 5 mai 1880, salle Napoléon, n° 49.

Cet enfant présente au côté externe de la cuisse gauche, au-dessus du condyle, un abcès froid gros comme un œuf de pigeon et proéminant un peu en arrière.

La bande d'Esmarck appliquée, la poche a été ouverte ; il en est sorti un liquide acajou, filant, mélangé à des grumeaux solides abondants. La poche était bridée par l'aponévrose ; mais dans une

(1) Il n'est donné qu'un résumé de ces observations et le résultat de l'inspection microscopique se trouve seulement indiqué, pour éviter des répétitions continuelles.

étendue de 2 à 3 centimètres carrés, celle-ci avait dû céder et se trouvait réduite à une mince couche transparente, tandis qu'au voisinage elle avait conservé son épaisseur et sa couleur nacrée habituelle. Excision complète de la poche : la loge qui la contenait présente une multitude de petits trous ayant depuis un demi-millimètre jusqu'à 2 et 3 millimètres, ceux-ci moins nombreux. Ces orifices sont comblés par de petits bourgeons émanant de la paroi externe de la poche et développés autour des vaisseaux. Pas de lésions osseuses. Au microscope, on voit dans la membrane de l'abcès des trous et fentes dus à la chute de parties caséeuses ; ces trous et fentes ne se voient pas dans les bourgeons plus récents. La paroi a subi la transformation caséeuse par plaques éteudues. On remarque de nombreux nodules tuberculeux et des follicules ouverts dans la cavité de l'abcès. Opération le 5 juin. Guérison et cicatrice linéaire le 10 juillet.

Obs. X. — *Abcès froid du sein droit.* — *État aréolaire de la poche.* — *Destruction partielle du muscle grand pectoral.* — Paul-Camille Vachet, 10 ans, entre le 19 mars 1880, salle Napoléon, n° 33.

Cet enfant porte, à la partie antérieure et droite du thorax, un abcès froid qui simule un sein normal. Après incision de la poche, on voit un état aréolaire analogue à celui des cavités du cœur ; entre les faisceaux d'attache du grand pectoral détruits partiellement, un diverticule de la poche, admettant le doigt, s'insinue et gagne la face profonde du muscle. Il n'a pas été possible, après une recherche minutieuse, de trouver un point de départ osseux à cet abcès froid qui est éloigné des côtes d'ailleurs. L'examen histologique a révélé, dans la paroi, l'existence de nombreux follicules ouverts dans la cavité, dont la description trouvera place ailleurs ; on voit près du bord des masses caséeuses et des cellules géantes très nombreuses et d'un très gros volume. Nous assistons à la période de transformation caséeuse ; en quelques points, il existe des tubercules élémentaires n'ayant pas encore subi de transformations.

Obs. XI. — *Abcès froid de la fesse, de vingt mois de date, sans lésion osseuse.* — Laure Sénard, 2 ans, nous est amenée par sa mère le 22 juin 1880.

Celle-ci raconte que l'abcès remonte à vingt mois. A cette époque, c'était une petite induration sous-cutanée ayant le volume d'une petite noisette. Aujourd'hui elle a le volume d'une grosse orange ; l'enfant n'a jamais souffert et n'a pas cessé de marcher. L'examen du squelette est négatif. Il n'existe pas d'autres abcès.

La tumeur occupe la partie inférieure de la fesse gauche, en arrière du grand trochanter, mobile dans tous les sens, adhérente à la peau en son milieu où existe un amincissement avec rougeur et début de rupture.

22 juin. — Excision d'une partie de la poche ; extirpation du reste de la poche avec la spatule. Pas de lésion osseuse. Guérison. Examen microscopique. Tubercules très nombreux, cellules géantes. Particularités intéressantes de la membrane ; noyaux tuberculeux s'ouvrant dans la cavité.

Obs. XII. — *Abcès froid sans autres lésions : examen microscopique.* — Marguerite Claria, 3 ans et demi, n'a fait aucune des maladies de l'enfance. Elle n'a pas d'antécédents scrofuleux, pas de gourme, pas de glandes ; il y a un an, bronchite. On trouve à la partie supérieure et externe de la cuisse un abcès du volume d'une petite orange ; cet abcès est manifestement froid ; la peau est normale à ce niveau. L'abcès est sous-cutané et glisse facilement sur les parties profondes ; mais il existe un certain empâtement qui laisse des doutes à ce sujet. L'enfant étant toute nue, nous n'avons trouvé sur son corps aucune autre lésion, aucune trace d'anciens abcès, de gommes, de noyaux d'induration.

Le 10 avril 1880, on fait une incision curviligne qui permet de disséquer un lambeau cutané au devant de la paroi de l'abcès, puis on excise un lambeau triangulaire de cette paroi pour l'examen microscopique. Le contenu de l'abcès est un liquide purulent avec quelques grumeaux caséeux. On fait ensuite l'excision du reste de la poche. Cicatrisation définitive le 15 mai.

Inspection microscopique. — Il existe quelques tubercules élémentaires arrondis, ovoïdes, dans la couche proliférante de la paroi. Quelques follicules s'ouvrent dans la cavité de l'abcès.

Obs. XIII. — *Abcès froid.* — *Liquide sanguinolent contenant des cristaux de cholestérine.* — Georges Mathé, 3 ans et demi, entre le 12 janvier 1880, salle Napoléon, n° 19.

Parents bien portants ; l'enfant, sans avoir fait de maladies sérieuses, a toujours été délicat : croûtes dans les cheveux, blépharites, tempérament strumeux. Il y a deux mois, il aurait eu des fièvres à type intermittent ; un mois après, il commença à se plaindre de la jambe droite, puis à boiter. Il y a trois semaines, un abcès s'est montré à la partie externe de la jambe au niveau du point douloureux. Cet abcès occupe l'espace compris entre le tibia et le péroné, il est franchement fluctuant ; peau rouge à ce niveau. On ne peut savoir le point de départ de cet abcès. L'incision donne issue à un liquide sanguinolent contenant beaucoup de cristaux de cholestérine : les parois sont très fongueuses et présentent des bourgeons d'où provient le sang contenu dans la poche. Après avoir enlevé ces fongosités, qui forment une couche membraniforme qu'on peut disséquer, j'ai cherché leur origine du côté du tibia et du péroné ; mais ce n'est que du côté de la gaine des péroniers latéraux que j'ai trouvé des orifices qui livraient passage aux fongosités. Tout porte donc à croire qu'elles avaient pour origine la gaine des péroniers latéraux. Faisons remarquer en terminant les inégalités de ces fongosités qui s'engageaient de côté et d'autre, et poussaient des prolongements dans tous les sens. La guérison a été lente à se produire ; elle n'était effectuée que le 10 avril. Examen histologique. On trouve des follicules tuberculeux dans la membrane fongueuse qui a été excisée.

OBS. XIV. — *Abcès froid de l'avant-bras.* — *Méningite tuberculeuse.* — Emma Aubry entre à l'hôpital le 29 février 1880 pour un petit abcès froid occupant la partie moyenne de l'avant-bras droit. — Cet abcès est sous-cutané et a le volume d'une noix; il est indépendant des os et glisse facilement au devant de l'aponévrose. On l'incise, en excisant avec soin une partie de la peau et de la paroi, deux centimètres environ, pour l'étude; le reste de cette paroi est abrasé avec la spatule et des ciseaux. Les jours suivants l'enfant éprouve les premiers symptômes de méningite tuberculeuse et il succombe.

Examen de la paroi. — La paroi de l'abcès est infiltrée de tubercules; en certains points cette paroi adhérait à la peau et était prête à crever ; en ces points on trouve des tubercules élémentaires à la base des follicules pileux, on trouve aussi des amas de cellules embryonnaires formant des nodules le long des petits vaisseaux.

OBS. XV. — *Abcès froid de la cuisse gauche.* — *Traces de gommes cicatrisées.* — Rose Goupil, 5 ans, entre le 4 juin 1880. Elle porte à la cuisse gauche un abcès froid sous-cutané de la grosseur d'une pomme. Sur le reste du corps, plusieurs traces de gommes cicatrisées; petit abcès superficiel sur le dos du pied. L'abcès de la cuisse a été incisé et la poche enlevée ; elle est placée entre la peau et l'aponévrose fémorale. L'examen histologique a montré des tubercules bien nets avec cellules géantes, ainsi que des cellules géantes en liberté. On rencontre dans la paroi des cavités interstitielles dans lesquelles s'ouvrent des follicules tuberculeux. En quelques points il existe des hémorrhagies interstitielles formées par des amas de globules rouges. A côté de ces amas on trouve des traînées hémorrhagiques le long des capillaires. La transformation des cellules embryonnaires de la paroi est très avancée par places ; il semble qu'une partie de la paroi soit prête à se détacher pour tomber dans la cavité de l'abcès.

SECOND GROUPE

OBSERVATIONS D'ABCÈS FROIDS SOLITAIRES OU MULTIPLES A DIVERS DEGRÉS
DE LEUR ÉVOLUTION, SANS LÉSIONS CHRONIQUES DES OS.

Obs. XVI. — *Abcès froid de la cuisse gauche ; nodosités tuberculeuses
et gommes sur diverses régions du corps.* — Jean Luller, âgé de 2 ans
et demi, entre à l'hôpital le 5 avril 1879, salle Napoléon, n° 18.
Cet enfant a été nourri par sa mère et n'a pas fait de maladies proprement dites avant son sevrage. Il a eu cependant beaucoup de
gourmes qui ont été accompagnées d'engorgements ganglionnaires
au cou ; il a eu en même temps de la conjonctivite chronique. La
mère raconte qu'il y a environ un mois elle s'est aperçue accidentellement d'un petit gonflement sur la partie antérieure et un
peu externe de la cuisse gauche dans son milieu. Ce gonflement
était dur, puis il s'est un peu ramolli ; elle l'amène pour cela à
l'hôpital. Je l'ai pris dans mon service et voici son état actuel : Enfant assez fort, un peu bouffi, il a manifestement quelques attributs de scrofule, glandes au cou, lobule de la lèvre un peu saillant, blépharites anciennes. La tumeur pour laquelle il entre à
l'hôpital a le volume d'un petit œuf, elle est très fluctuante ; la
peau à son niveau n'a plus changé de couleur ; elle est sous-cutanée, et ne se rattache à aucune lésion des os ; on ne découvre
dans le fémur aucune altération ; d'ailleurs, la tumeur est parfaitement mobile sur les parties profondes. Après avoir mis l'enfant
complètement à nu et examiné les différentes régions du corps,
on trouve à la fesse du même côté un petit noyau sous-cutané, indolent, légèrement adhérent à la peau, du volume d'un pois. Il en
existe un second sur la face externe de l'avant-bras droit vers son
milieu ; celui-ci a le volume d'une petite cerise ; il n'est pas entièrement ramolli. L'état général de cet enfant est très bon, l'examen
de sa poitrine n'a rien révélé. (Obs. extraite des *Bulletins de la Société de chirurgie*, 1880, t. VI, p. 151).

Obs. XVII. — *Abcès tuberculeux à divers degrés d'évolution.* — Émi-
lie Rochard, âgée de 10 mois, nous est amenée à l'hôpital Sainte-
Eugénie au mois de mars 1880.

Parents bien portants ; l'enfant est bien constituée et nourrie au
sein par sa mère. Elle porte au niveau de la malléole externe
gauche une tumeur de la grosseur d'une noix muscade ; la peau
qui la recouvre est rouge, tendue, exfoliée. L'abcès est ouvert,
le pus qui s'écoule n'a pas les caractères du pus osseux ; un exa-

men attentif ne montre pas de lésion osseuse. Un autre abcès plus petit siège à la partie externe de la jambe du même côté. Sur la moitié droite de la région dorsale de la cuisse droite se voit une petite tumeur comme un grain de millet, au devant de laquelle la peau est normale ; cette tumeur est indolore, arrondie et roule sous le doigt. Nulle part de lésions osseuses. (Observation extraite de la thèse de Bézy.).

Obs. XVIII. — *Abcès froid idiopathique du volume d'un petit œuf, occupant la région inférieure de la cuisse droite. — Excision de la poche après application de la bande d'Esmarck. Pansement de Lister.* — Le nommé Philippe Michaud, âgé de 5 ans, entre à l'hôpital Sainte-Eugénie le 1er février 1880, salle Napoléon, n° 39. Cet enfant est de médiocre apparence, il porte quelques indices de scrofule : blépharite ciliaire chronique, quelques glandes cervicales sont appréciables. Il a eu la rougeole il y a dix-huit mois.

Sa mère raconte qu'il y a un mois qu'elle s'est aperçue du gonflement de la cuisse droite ; mais comme il ne s'en plaignait pas et qu'il ne boitait pas, elle ne s'en est pas autrement préoccupée. La tumeur a augmenté insensiblement, et voici son état lorsqu'elle l'a conduit à l'hôpital. — Immédiatement au-dessus et en dedans de la rotule, existe une tumeur du volume d'un petit œuf, faisant un relief assez marqué. La peau à son niveau n'a pas changé de couleur ; elle glisse sur elle. La fluctuation y est évidente. Il n'existe pas d'empâtement périphérique, si ce n'est en haut où la tumeur paraît adhérer à l'aponévrose fémorale. L'examen du fémur de la synoviale du genou n'offre rien d'anormal, et on ne découvre sur aucune région du corps de particularité qui mérite d'être signalée.

La poche a été ouverte sous le lister avec application préalable de la bande d'Esmarck. Après avoir été incisée et vidée du pus qu'elle contient, elle présente une surface interne inégale mamelonnée ; il y existe des inégalités, qui ont le volume d'un petit pois chiche. Ce sont de gros bourgeons rougeâtres vasculaires, dont la couleur est un peu modifiée par l'application de la bande d'Esmarck. A côté des gros bourgeons, il en est d'autres beaucoup plus petits, comme une lentille, une tête de mouche. Près de ces points bourgeonnants, sont des rides, des plis qui parcourent la surface de la poche. En certains points, on voit, en soulevant la poche, comme une colonne qui la traverse, ce sont des vaisseaux recouverts eux-mêmes par la paroi ; mais ces vaisseaux ne sont pas libres dans la cavité, ils sont incomplètement entourés, et au delà d'eux la poche forme des culs-de-sac. Sur la face externe de la paroi, on remarque, comme particularité, des prolongements sous forme de bourgeons, qui s'engagent dans les petites dépressions ou dans les petites ouvertures de l'aponévrose fémorale ou encore dans les parties molles le long des vaisseaux.

Après avoir excisé la poche, et enlevé avec une curette toutes les fongosités, les lambeaux cutanés ont été rapprochés, un petit tube à drainage a été placé pour l'écoulement des liquides. En quelques jours, la réunion était obtenue (Observation extraite des *Bulletins de la Société de chirurgie*, 1880, t. VI, p. 151).

Obs. XIX. — *Abcès froids tuberculeux chez un enfant très scrofuleux sans lésion des os.* — François Giovelli, 2 ans, entre à Sainte-Eugénie le 8 février 1880.

Les parents de cet enfant sont bien portants ; il a été allaité par sa mère et il a eu une gourme abondante la première année de sa vie. Il n'a pas trop mauvaise apparence bien qu'il porte tous les attributs de la scrofule : aux yeux une blépharite, à la lèvre supérieure des croûtes impétigineuses avec hypertrophie ; au cou, du côté gauche, un gros ganglion, et de l'autre côté quelques petites glandes.

Membre supérieur gauche. — Il porte une ulcération croûteuse sur l'avant-bras, qui me paraît être un abcès tuberculeux ulcéré ; mais je me borne à une simple hypothèse. Il n'a rien aux os.

Membre supérieur droit. — Rien aux os, mais au-dessus du coude, au niveau du ganglion de Blandin, existe une tumeur que je crois pouvoir rapporter à ce ganglion, car cette tumeur est sous-aponévrotique et a la forme globuleuse et rénitente du ganglion. Il est mobile sur les parties profondes. Enfin on trouve une gomme sur la partie moyenne du bras.

Membre inférieur droit. — Sur le dos du pied, immédiatement après la racine des troisième et quatrième doigts, se trouve un abcès sous-cutané, d'un volume supérieur à celui d'une noisette, fluctuant, paraissant mobile sur les parties profondes. J'ai cherché avec soin, sans pouvoir la trouver, une lésion des os. A la racine de ce membre, ganglion crural abcédé et prêt à s'ouvrir.

Application de la bande d'Esmarck, après avoir endormi l'enfant par le chloroforme. J'ai ouvert la poche et il en est sorti, non pas du pus, mais une matière caséeuse, franchement tuberculeuse. Cette matière est jaunâtre, grumeleuse, analogue à du mastic un peu mou. J'ai en vain recherché une lésion des os, sans la trouver, et les gaînes des tendons, sur lesquelles la poche reposait, sont normales. J'ai enlevé avec une curette toutes ces fongosités et il n'est plus resté qu'une cavité parfaitement lisse, creusée dans le tissu cellulaire. La réunion a été prompte. (Obs. extraite des *Bulletins de la Société de chirurgie*, 1880, t. VI, p. 152.)

Obs. XX. — *Abcès tuberculeux multiples.* — Irma Urvoa, 14 mois, est conduite à l'hôpital Sainte-Eugénie au mois d'avril 1880.

Elle a été nourrie au sein par sa mère qui est bien portante. Le père a eu un rhumatisme articulaire et un ulcère de la cornée. — Depuis un mois on s'est aperçu que l'enfant, jusqu'alors bien portante, avait du côté droit de la mâchoire une tumeur dure non fluctuante, mobile, avec intégrité de la peau. L'os maxillaire est sain. On trouve en même temps plusieurs petits abcès tuberculeux du volume d'une noisette, sur lesquels la peau est rouge, amincie et presque ulcérée. Ces tumeurs siègent au niveau du genou gauche, de l'avant-bras droit et de l'hypochondre du même côté. — Pas de lésions osseuses. (Observation extraite de la thèse de Bézy.)

Obs. XXI. — *Abcès froids multiples de la cuisse sans lésions des os.* — Marie Bonnet, 22 mois.

On constate sur la cuisse droite la présence de trois abcès : l'un, le plus considérable, occupe le côté interne et va du condyle jusqu'à la racine du membre. Les deux autres, situés en dehors et en bas, sont indépendants l'un de l'autre ainsi que de la grande poche ; ils sont beaucoup plus petits que cette dernière. L'examen du squelette n'a révélé aucune lésion.

Obs. XXII. — *Abcès froid profond de la cuisse.* — *Liquide filant.* — *Pas de lésion osseuse appréciable.* — Louise Jacquet, 8 ans, entre le 1er mai 1879, salle Sainte-Eugénie, n° 43.

Pas d'antécédents héréditaires. L'enfant a eu la rougeole à l'âge de 4 ans, elle a bonne apparence, ne tousse pas, et n'a pas eu de glandes au cou. D'après la mère, son affection daterait de deux mois et aurait fait des progrès lents sans douleur et sans fièvre. Quoi qu'il en soit, elle vient à l'hôpital pour un vaste abcès froid de la partie postérieure de la cuisse.

L'exploration la plus attentive du fémur et des os du bassin n'a pu me faire découvrir le point de départ osseux de cet abcès qui est du reste profond et intra-musculaire. Je tends cependant à admettre une lésion du fémur.

17 mai. — L'abcès est ouvert largement sous le lister; il sort un liquide couleur café au lait léger, filant comme de l'huile, quoiqu'il ne tache pas le papier à la manière de l'huile. L'introduction du doigt n'a pu me faire découvrir la moindre lésion osseuse même après l'extirpation de la poche. On a mis un tube dans la plaie et fait chaque jour le pansement de Lister. Guérison le 20 juin.

Obs. XXIII. — *Gommes tuberculeuses au début.* — Adèle Ripaux, 2 ans, est conduite à l'hôpital Sainte-Eugénie le 15 mars 1880 pour une adénite cervicale.

Parents sains, pas d'antécédents morbides. — L'enfant étant nue, nous voyons qu'elle porte sur le bras droit et sur la cuisse gauche plusieurs noyaux tuberculeux. Ces noyaux ne dépassent pas beaucoup la grosseur d'une tête d'épingle ou d'un grain de millet; ils sont durs, mobiles, indolents et nettement séparés les uns des autres. Ce sont des gommes tuberculeuses surprises à leur début. (Observation extraite de la thèse de Bézy.)

OBS. XXIV. — *Vaste abcès froid abdomino-fémoral.* — Jules Depoesier, 14 ans et demi, entre le 21 juillet 1879, salle Napoléon, n° 40.

L'enfant ne présente pas de déformation du côté des vertèbres. — La portion abdominale de l'abcès forme une tumeur plus grosse qu'une tête de fœtus à terme ; la portion fémorale occupe la gaine du psoas.

Ouverture de l'abcès. — Les deux poches sont en communication par un trajet étroit, à travers lequel il faut enfoncer le tube à drainage, pour être sûr de laver toute la surface de l'abcès. Le liquide qui s'écoule à la suite de l'incision est noirâtre et mélangé à des lambeaux de membranes analogues à des débris sphacélés. Ces débris obstruent souvent le drain, et je suis obligé de les faire sortir à travers les lèvres de l'incision, en refoulant de tous les côtés la paroi de l'abcès. Cet abcès a été traité par les injections phéniquées et le pansement de Lister : la guérison a été extrêmement lente ; une fois elle paraissait accomplie lorsque le trajet s'est rouvert. Néanmoins à aucune période nous n'avons jamais pu découvrir une lésion des os.

OBS. XXV. — *Abcès multiples.* — *Ulcérations et cicatrices.* — Joséphine Gauthier, 13 ans, entre à l'hôpital Sainte-Eugénie le 2 mars 1880.

Elle a été nourri eau biberon et a marché à quinze mois. — La mère a eu un abcès à la jambe, d'origine inconnue, une sœur de la mère porte des cicatrices au cou. Il y a cinq ans la jambe gauche a été le siège d'abcès froids qui ont laissé des cicatrices adhérentes au niveau de la malléole interne, au-dessus de la malléole externe et de la partie inférieure du péroné. A la partie postérieure du cou, on voit deux cicatrices anciennes qui remontent au mois de mai 1878. Au-dessous, on trouve cinq ulcérations qui remontent à octobre 1873 et sont en voie de cicatrisation. En décembre 1879 s'est montré un abcès qui suit le maxillaire droit et forme une tumeur fluctuante grosse comme une noix, avec rougeur et amincissement de la peau ; les ganglions du côté droit du cou sont engorgés. Abcès fistuleux dans le creux de l'aisselle, cicatrice en arrière du cubitus droit avec sensibilité de l'os à ce niveau. Abcès du volume du poing au côté interne de l'humérus. Gros abcès de l'avant-bras gauche avec amincissement de la peau ; cubitus douloureux à la pression, mouvements de pronation entravés. Jamais, au dire de la mère, il n'est sorti d'esquille par les fistules qui ont succédé aux autres abcès. (Observation extraite de la thèse de Bézy.)

SECONDE PARTIE

ABCÈS TUBERCULEUX APPARAISSANT DANS LE COURS DES AFFECTIONS CHRONIQUES DES OS, ABCÈS TUBERCULEUX CONCOMITANTS

CHAPITRE PREMIER

On ne peut pas dire que le tubercule exerce sur l'organisme entier, au bout d'un temps plus ou moins long, une influence nuisible comparable à celle que produisent certaines tumeurs malignes, le cancer par exemple. Il n'amène pas comme elles ces troubles étendus des fonctions nutritives, cette décoloration de la peau qui passe promptement de la teinte anémique à la couleur jaune paille ; il n'est pas non plus accompagné d'une manière aussi constante et aussi visible de ces engorgements ganglionnaires, de ces hydropisies multiples et disséminées, signes évidents de cachexie par infection générale de l'économie. C'est un produit plus local tout d'abord dont l'action paraît rester plus longtemps circonscrite dans l'organe envahi. Aussi est-ce avec raison qu'on s'accorde à le considérer comme une manifestation secondaire d'un état constitutionnel, d'une diathèse, différemment comprise d'ailleurs par les divers auteurs. Il devient alors facile d'expliquer l'apparition, dans un organe voisin ou éloigné, de produits multiples sans connexion anatomique apparente avec la tumeur primitive ; c'est la

même influence qui engendre toutes ces localisations disséminées d'un même produit. Néanmoins il n'est pas inutile, croyons-
nous, de faire ressortir l'enchaînement avec lequel se présentent certains faits et de chercher s'il n'y a pas autre chose
qu'une irrégularité de distribution, dans l'ordre qui préside à
leur succession. Prenons un exemple dans le spina ventosa,
cette maladie si commune chez les jeunes sujets, qui est primitivement une affection tuberculeuse des phalanges. Or, le
spina ventosa se complique très fréquemment de suppurations
dans les parties voisines. Quelquefois la suppuration vient directement de l'os atteint, l'abcès est symptomatique ; mais sur
d'autres sujets ces abcès sont indépendants ; ils se montrent sur
la main, l'avant-bras, le bras, à une époque plus ou moins éloignée du début de l'ostéite tuberculeuse. Leur nombre est quelquefois considérable, j'en ai compté jusqu'à six sur un membre. Chacun de ces abcès est formé par le ramollissement d'une
petite tumeur dure et indolente ; leur paroi examinée au
microscope renferme un grand nombre de follicules tuberculeux. En un mot ces abcès sont des foyers tuberculeux, des
gommes ou de grands abcès froids tuberculeux.

Ces faits ne sont pas rares et j'en rapporte plusieurs ; en
même temps, deux dessins reproduisent assez fidèlement l'état
des parties. On pourrait d'autant mieux les considérer comme
des exemples d'infection locale, qu'on y trouve un des caractères les plus importants de cette infection : l'apparition de tumeurs secondaires, indépendantes au point de vue du siège, et
de même nature que le produit primitif.

L'inoculation de la matière tuberculeuse déjà entrevue par
Laennec (1), bien établie par les expériences de Villemin (2), four-
nit un argument considérable en faveur de cette hypothèse.
La valeur de ce dernier argument s'accroît encore par cette

(1) Laennec. *Traité de l'auscultation médiate,* édition de la Faculté de médecine
de Paris, p. 425.
(2) Villemin, *Etudes sur la tuberculose,* Paris, 1868.

autre considération : le degré de développement de l'appareil

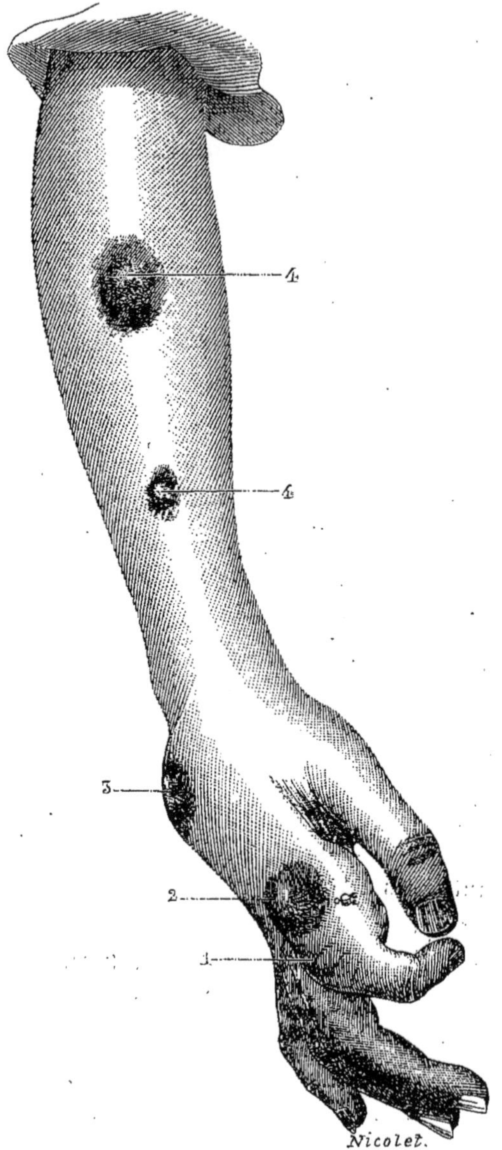

Fig. 1.

1, spina ventosa. — 2, abcès ossifluent sessile. — 3, abcès tuberculeux concomitant
volumineux. — 4,4, gommes tuberculeuses.

lymphatique de la région primitivement affectée exerce certainement une influence sur la production des néoplasmes secondaires. Ainsi, par exemple, je n'ai jamais rencontré avec la même évidence ces tumeurs multiples secondaires dans les affections chroniques des os du cou-de-pied, du genou, de la hanche, tandis que les spina ventosa m'en ont fourni plusieurs observations.

Au surplus, cette multiplication d'abcès, au voisinage de la région affectée, révèle en même temps l'influence d'une cause génératrice diathésique. La preuve en est donnée par les exemples beaucoup plus nombreux dans lesquels ces abcès n'apparaissent plus au voisinage de la lésion osseuse, mais sur un point quelconque de l'économie ; il n'existe plus, comme dans les faits précédents, une relation aussi directe entre le siège de ces abcès et la lésion des os. Ainsi, par exemple, la lésion occupera un os de la main, de la jambe, du pied, tandis que les abcès se montreront sur le tronc ou sur un membre autre que celui qui est le siège de la lésion osseuse. L'observation XXVIII est plus curieuse en ce sens qu'il existe des altérations osseuses dans les trois membres, tandis que le quatrième présente des abcès tuberculeux simples. On rencontre en effet toutes les variétés possibles, dont on se rendra bien vite compte en parcourant les observations de ce chapitre. Aussi n'est-il pas utile d'insister davantage, et afin d'éviter toute confusion j'appellerai dorénavant abcès tuberculeux *concomitants* ces collections, sans rapport anatomique avec une lésion osseuse, qui se développent pendant la durée des affections osseuses.

Leur étude n'est pas sans intérêt, car elle conduit à une donnée nouvelle qui aide singulièrement à éclairer la nature de ces affections osseuses. Anatomiquement, ces collections sont constituées comme les abcès tuberculeux simples ; leurs parois, le liquide contenu, présentent les mêmes particularités et l'existence des tubercules élémentaires, follicules ou nodules, s'y trouve avec la plus entière évidence. Il n'y a donc pas lieu

de reproduire ce qui a été dit sur ces abcès. Mais il est nécessaire d'entrer dans l'ordre de succession de ces faits pour en
tirer une conclusion légitime. Un os, une phalange, le tibia,
un corps vertébral se trouvent primitivement atteints chez un
jeune sujet qui a d'ailleurs d'autres attributs de la scrofule,
ou qui présente au contraire les apparences d'une bonne
santé. Cette affection osseuse a une marche essentiellement
lente et chronique. Plus ou moins longtemps confinée dans les
limites de l'os, elle en sortira cependant pour envahir les parties molles voisines et, d'après un mécanisme que nous étudierons plus loin, elle aboutira à la formation d'un abcès véritablement ossifluent, sessile ou par congestion. Sur ces entrefaites,
apparaissent sur des régions du corps plus ou moins éloignées
un ou plusieurs abcès disséminés, concomitants.

Si on suit cette évolution et si on la complète par l'examen
histologique de la paroi de l'abcès concomitant d'un côté, et
par celui de la paroi de l'abcès par congestion de l'autre, on
y reconnaît dans les deux cas l'existence de follicules ou de
nodules tuberculeux et une constitution identique. Ces deux
choses ne sont donc plus seulement connexes, elles sont sem-
blables, et comme on ne saurait prétendre que l'affection osseuse est d'une espèce différente de celle de l'abcès ossifluent
qui en émane de la façon la plus directe, et qui n'est au surplus
que la propagation extérieure du travail qui s'est d'abord produit dans l'os, on est amené à cette conclusion, que l'affection
osseuse est elle-même primitivement tuberculeuse. Il en sera
plus loin fourni de plus amples preuves.

Mais, dans le même ordre d'idées, l'observation fournit sans
cesse de nouvelles raisons qui donnent à l'assertion précédente
une assurance tout aussi grande. L'apparition d'abcès tuberculeux concomitants n'est certes pas la complication la plus fâ-
cheuse que l'on ait à redouter dans la longue durée de ces affections chroniques des os.

Il en est de beaucoup plus graves, qui viennent quelquefois

surprendre de la manière la plus soudaine et la plus inattendue. Ce sont encore des manifestations locales de la tuberculose, mais leur développement dans un organe essentiel, comme le poumon, l'encéphale, le péritoine, leur donne un caractère de gravité exceptionnel. La méningite, avec son dénoûment fatal, est l'une de ces complications redoutables. Elle est survenue neuf fois chez les sujets dont je rapporte les observations qui ont été prises à la suite, sans distinction, à mesure que les petits malades se présentaient à l'hôpital porteurs d'un engorgement chronique des os. Elle a existé quatre fois en même temps que de nombreux tubercules dans les poumons; dans un exemple, le cerveau présentait de gros tubercules. Mais cette proportion est probablement au-dessous de la vérité, car un certain nombre de sujets ont quitté l'hôpital sans être guéris pour rentrer dans leur famille ou pour chercher de meilleures conditions, sur les bords de la mer par exemple; tout porte à croire que la méningite tuberculeuse doit entrer pour une plus grande part dans les causes de la léthalité des sujets ainsi atteints.

Les tubercules pulmonaires se rencontrent fréquemment dans les autopsies; mais ils sont loin de se montrer avec cette constance que leur accorde la loi dite de Louis. J'ai indiqué que quatre sujets ayant succombé à une méningite tuberculeuse en étaient exempts. A ces exemples j'ajouterai trois autres cas. La mort est survenue une fois par le fait de variole hémorrhagique et deux fois par le croup ou la diphthérie. A une recherche minutieuse par des coupes successives, on n'a trouvé que deux fois un seul noyau crétacé et dans l'autre cas les poumons ainsi que les plèvres ne présentaient ni granulations ni tubercules.

Enfin, on doit remarquer que dans les faits où les ganglions bronchiques étaient eux-mêmes tuberculeux, les poumons présentaient aussi constamment des tubercules, justifiant ainsi la loi du professeur Parrot (1), d'après laquelle les lésions ganglion-

(1) *Des adénopathies similaires chez l'enfant.* Hervouet, Thèse de Paris, 1877.

naires tuberculeuses sont subordonnées à celles des organes d'où partent leurs vaisseaux afférents.

Les abcès tuberculeux concomitants ont la même marche, la même évolution que les abcès tuberculeux ordinaires dont ils ne se séparent du reste que par leur apparition durant le cours des affections chroniques des os. Leur fréquence est grande et on les trouve à toutes les phases de leur évolution, tumeur primitive, gommes ou abcès tuberculeux, ulcérations, cicatrices ou taches indiquant leurs diverses terminaisons. On doit les rechercher en mettant à découvert toutes les régions du corps des jeunes sujets, car ils n'ont pas toujours un volume qui déforme les parties ; par leur indolence et l'absence de toute réaction ils échappent à l'attention des malades ou des personnes qui les surveillent.

L'examen histologique d'un certain nombre d'entre eux a été fait et il se trouve indiqué dans les observations qui suivent ; il eût été superflu de le faire dans tous les cas, lorsque l'existence de la tumeur primitive ou de gommes indiquait une identité de nature. Comme on pourra le voir à la lecture de ces observations, les abcès concomitants se montrent sous la forme de petits abcès immédiatement sous-cutanés adhérents au derme, ou sous la forme de cavités plus considérables superficielles ou sous-aponévrotiques. Les premiers constituent les gommes scrofuleuses proprement dites, et, d'après MM. Brissaud et Josias (1), ce serait M. Vidal, médecin de l'hôpital Saint-Louis, qui les aurait désignés ainsi pour la première fois en 1873. C'est également à l'hôpital Saint-Louis que M. Besnier, dans ses conférences cliniques et dans les pièces déposées au musée de cet hôpital, a de nouveau appelé l'attention sur ces tumeurs, et on trouve dans la thèse de M. Voguet (2), sur la dactylite strumeuse infantile, une observation qui est un type de

____

(1) Brissaud et Josias, gommes scrofuleuses, dans la *Revue mensuelle de médecine et de chirurgie*, 1879.

(2) *Thèse de Paris*, 1877.

ces scrofulides. Il revient à MM. Brissaud et Josias d'avoir démontré l'existence des follicules tuberculeux dans ces tumeurs, en même temps qu'ils ont établi que le siège du dépôt tuberculeux était au-dessous du derme et non de la peau. On trouvera exposée dans leur travail la part qui revient légitimement à Bazin, Lebert, et avant eux à J. Hunter, Alibert, ainsi qu'à quelques médecins étrangers, Hans Chiari, Bizzozero, qui ont successivement publié des faits analogues sous les noms de *molluscum tuberculeux* (Bazin), de *tumeurs circonscrites* (Hunter), d'*abcès scrofuleux*. A côté de ces auteurs doit être placé Delpech ; dans un chapitre remarquable sur les tubercules scrofuleux, Delpech (1), qui subordonne d'ailleurs le produit tuberculeux à la diathèse scrofuleuse, a présenté sous les traits les plus généraux la lésion organique dont il s'agit. Il fait remarquer avec raison qu'on a confondu, sous des dénominations inexactes, les phénomènes des tubercules scrofuleux, et il donne une description sûre, quoique un peu rapide, des grains tuberculeux qui apparaissent dans le tissu de la peau, le tissu cellulaire sous-cutané, le tissu des muscles, des ligaments, des vaisseaux, des nerfs, des viscères, des os eux-mêmes. Ce sont ces grains tuberculeux primitifs qui conduisent, par voie de développement et de transformation, à la destruction des tissus et à la création des abcès froids proprement dits.

(1) Delpech, *Maladies réputées chirurgicales*, t. III, p. 629.

CHAPITRE II

OBS. XXVI. — *Ostéite tuberculeuse de deux phalanges de la main* (*spina ventosa*), *abcès tuberculeux multiples concomitants sur l'avant-bras du même côté* (fig. 2). — Léger (Louis), garçon âgé de 4 ans, entre dans mon service à l'hôpital Sainte-Eugénie, salle Napoléon, n° 24, le 5 juin 1879. Les parents de cet enfant, qui sont venus à l'hôpital, paraissent jouir d'une bonne santé ; ils n'accusent pas d'antécédents tuberculeux chez leurs propres parents. Le petit garçon a été allaité par sa mère. A l'âge de 8 mois il eut une bronchite violente qui menaça sa vie. Il n'a eu aucune des fièvres éruptives auxquelles sont si exposés les enfants ; mais, au dire de la mère, sa santé est délicate. Il n'a pas eu d'affection des yeux ; il ne porte pas d'engorgements ganglionnaires au cou ou ailleurs. Son apparence est ordinaire, peut-être plutôt chétive. Entre le huitième et le neuvième mois de sa vie, la dernière phalange du pouce de la main droite commença à se tuméfier. Quelques mois plus tard, la première phalange de l'annulaire se tuméfia aussi. Depuis lors l'évolution de ces ostéites a suivi la marche du spina ventosa, et elles ont abouti à des abcès qui se sont ouverts au pouce il y a huit mois, à l'annulaire il y a cinq mois.

État actuel. — Cet enfant est blond et, comme je l'ai dit, son apparence est ordinaire. A part les lésions osseuses de la main droite, il ne présente pas d'autres manifestations scrofuleuses ; il ne tousse pas et l'auscultation ne révèle rien d'anormal dans sa poitrine.

Membre supérieur droit. — Il existe, comme je l'ai dit, un spina ventosa au pouce et à l'annulaire. Ces lésions ont deux ans de durée et elles sont aujourd'hui les suivantes : La section du pouce correspondant à la dernière phalange, à la phalange onguéale, est très déformée ; elle est renflée comme une massue. L'augmentation de volume porte sur les diamètres transverse et antéro-postérieur. Le diamètre transverse a près de 1 centimètre en plus que du côté sain ;

le diamètre antéro-postérieur a aussi 12 millimètres de plus que l'autre. L'ongle a pris un développement correspondant; il a 18 millimètres transversalement, il n'en a que 8 du côté sain ; sa longueur est double de l'autre. Il s'étale, en un mot, sur la massue.

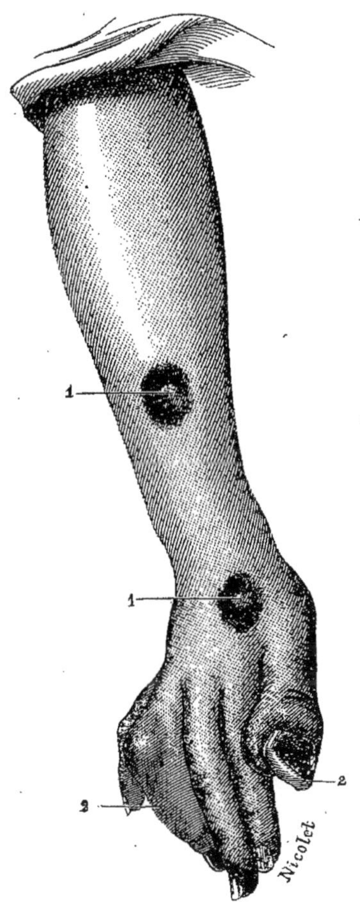

Fig. 2.

1,1, gommes tuberculeuses. — 2,2, spina ventosa.

Les parties molles voisines sont épaissies et tassées. Elles présentent, au niveau de la pulpe, une ulcération ayant la dimension d'une pièce de vingt centimes, par où s'échappent des fongosités. Par l'exploration de cette ulcération avec un stylet on s'engage facilement dans les bourgeons charnus et on arrive sur la phalange ; le stylet pénètre aisément dans l'os, qui paraît creusé d'une cavité ; on n'y reconnaît pas de séquestre proprement dit, mobile ou adhérent. L'exploration au stylet brise quelques petites lamelles, et elle permet de reconnaître, de concert avec l'examen des parties molles, que cette phalange a un volume beaucoup plus grand que de l'autre côté.

Doigt annulaire. — La diaphyse de la première phalange de ce doigt est très notablement augmentée de volume ; elle est renflée dans son milieu et jusqu'à l'épiphyse inférieure. Les parties molles, peau et couches sous-cutanées, glissent sur elle et n'offrent pas d'épaississement. Au côté interne de ce doigt, en regard du tiers inférieur de la phalange, existe une ulcération petite en cul de poule ; un stylet engagé dans cette fistule arrive dans cette phalange. Il n'y a eu, au dire de la mère, aucune élimination d'esquilles pas plus que dans le pouce.

Les mouvements du doigt sont normaux et les articulations phalangiennes libres.

Telles sont les lésions osseuses ; mais, en même temps, cet enfant porte deux tumeurs : l'une placée sur la face externe de l'avant-bras, vers son milieu ; l'autre est sur la face dorsale de la main au-dessus de la racine du pouce, près du poignet, ainsi qu'en témoigne le dessin placé dans le texte.

De ces deux tumeurs, l'une, celle de l'avant-bras, est absolument ramollie à son centre, dans lequel le doigt pénètre comme dans une partie dépressible, ne rencontrant de résistance qu'au pourtour. La peau qui la recouvre a une couleur rosée sur le point culminant, elle paraît prête à crever. La seconde, celle de la face dorsale de la main, n'en est pas encore à la période de ramollissement, elle est à peu près également dure, située sous la peau, mais adhérente à la face profonde du tégument. L'apparition de ces tumeurs remonte à deux mois pour la première, celle de l'avant-bras, et à vingt-cinq jours pour la seconde, celle de la main. Ce fut par hasard que la mère vit apparaître ces petites indurations qui ont toujours été indolentes, et ne la préoccupaient en aucune manière. Persuadé que l'extirpation de ces tumeurs n'offrait aucun danger, j'ai cru d'autre part qu'il y avait un intérêt spécial à connaître ce qu'étaient ces tumeurs, et je les ai enlevées après avoir endormi l'enfant. Pour procéder aisément à leur extirpation, j'ai recouru à l'emploi de la bande d'Esmarck et j'ai disséqué ces deux tumeurs sans les ouvrir. L'examen microscopique a été fait au laboratoire du Collège de France, et on a reconnu toutes les particularités des lésions tuberculeuses, que je relate à l'anatomie pathologique en étudiant la marche et l'é-

volution des abcès froids tuberculeux. Les suites de ces petites
opérations furent promptement suivies de réparation.

Je n'ai pas cru devoir intervenir pour les lésions osseuses de la
main.

Au résumé, un enfant, âgé de quatre ans, portait des lésions
chroniques des deux phalanges; ces lésions dataient de deux
ans. De minime importance, elles n'étaient accompagnées que
d'une suppuration insignifiante, qui ne s'était formée qu'un an
après l'apparition des spina ventosa, et qui cessait par intervalles. Sur ces entrefaites, il se produit sur l'avant-bras et la
main du côté malade, loin de ces lésions osseuses, deux petits
abcès tuberculeux, qui évoluent comme les lésions osseuses
elles-mêmes avec la plus grande lenteur.

Tel est ce premier fait ; j'en rapproche le suivant.

Obs. XXVII. — *Ostéites tuberculeuses de plusieurs phalanges ; nombreux abcès concomitants sur le même membre. — Lésions osseuses sur
d'autres points du squelette* (fig. 1, p. 93). — Guillot (Émile), âgé de
12 ans et demi, entre à l'hôpital Sainte-Eugénie le 16 avril 1879,
salle Napoléon, n° 45. Le père de cet enfant est alcoolique et grand
viveur, au dire de la mère, qui paraît bien portante. Quant à lui,
c'est un type de scrofuleux par les nombreuses manifestations
qu'il a eues ou qu'il porte encore. A l'âge de 5 ans, après avoir
eu de la gourme très abondamment pendant sa première enfance,
il fut pris d'un engorgement ganglionnaire cervical considérable qui
a toujours persisté depuis, malgré deux séjours consécutifs et assez
prolongés sur les bords de la mer, à Berck. Il a eu la rougeole à l'âge
de six ans. L'an dernier, il a éprouvé une première manifestation du
côté des os, et depuis lors il s'en est produit une série d'autres ainsi
que des abcès froids ; toutes ces lésions nécessitent d'être décrites
avec ordre.

État actuel. — Cet enfant est assez grand, mais il est chargé de
graisse et offre tout de suite les marques de la scrofule. Ce sont : au
cou, du côté gauche, un engorgement des ganglions cervicaux pa-
rotidiens et sous-maxillaires ; du côté droit du cou, des ulcérations
superficielles ou plus profondes serpigineuses, recouvertes de croûtes ; à la face, une ulcération adhérente à l'os malaire au côté externe
de l'orbite. Dans les membres les désordres sont les suivants :

1° Membre supérieur gauche. —Spina ventosa de la deuxième phalange du doigt médius. Cette lésion remonte à un an, elle a eu une marche lente ; le gonflement a été profond, puis il s'est formé un abcès qui s'est ouvert au côté externe du corps de la seconde phalange ; des fongosités ont envahi ensuite les parties voisines, les gaines des tendons en particulier. Avec le stylet on arrive dans la phalange aisément. Les mouvements du doigt sont presque abolis. Il est dans une flexion incomplète ; la troisième phalange est fléchie sur la seconde à angle droit ; celle-ci est aussi un peu fléchie sur la première ; le doigt est comme un crochet. L'ulcération au niveau de la phalange malade a pris, comme celles dont je parlerai plus loin, les caractères scrofuleux ; elle est déchiquetée, mamelonnée sur ses bords, sans tendance à la cicatrisation. En même temps, l'enfnat porte sur la face dorsale du poignet de ce membre, sous la peau, un noyau induré du volume d'un petit pois ; ce noyau est indolent, il est indépendant de la peau, qui glisse au-devant de lui et des parties voisines sur lesquelles il se déplace facilement. Les ganglions axillaires sont un peu développés.

2° Membre supérieur droit. — Il y a huit mois que la première phalange de l'indicateur de cette main a été prise d'un gonflement qui s'est toujours développé depuis. Un petit abcès s'est ouvert sur la face palmaire de cette phalange il y a deux ans environ. Aujourd'hui la section de ce doigt, correspondante à la première phalange, a un volume énorme, plus que double de l'état normal. Elle a l'apparence d'un manchon d'où se dégage le reste du doigt. Ce gonflement est constitué, à n'en pas douter, par une infiltration de fongosités des parties sous-cutanées jusqu'à la phalange malade ; la tension de ces parties est très grande. Quant à la phaange, on l'explore facilement avec le stylet, on pénètre dans le corps de l'os à travers les fongosités qui en naissent. Il est probable qu'un nouvel os périosté entoure la phalange ancienne atteinte à divers degrés. Les articulations voisines paraissent saines. Le doigt a une attitude un peu fléchie, les mouvements sont à peu près impossibles.

En même temps, on trouve sur le même membre les désordres suivants : quatre tumeurs y existent à divers degrés de développement. Elles sont toutes indépendantes du mal et n'ont avec lui aucune continuité apparente ; les rapports sont éloignés. La première tumeur siège sur la face dorsale du doigt malade immédiatement en arrière de la lésion osseuse ; c'est un très petit abcès fluctuant avec amincissement de la peau. La seconde tumeur occupe la face dorsale de la main et du poignet ; elle a le volume d'une noix ; elle est très fluctuante. Le siège de cette collection est sous la peau et absolument indépendant des gaines des extenseurs, qui sont libres. Sur le sommet de cette tumeur, la peau est amincie et prête à crever.

Les deux dernières tumeurs sont placées sur la région dorsale et externe de l'avant-bras, l'une au tiers supérieur, l'autre au tiers moyen. L'une est dure et sous-cutanée. Quoique adhérente à la face profonde de la peau, elle donne la sensation d'un grain d'orge. La dernière, enfin, est fluctuante et a le volume d'une noisette. Ces tumeurs sont toutes de date récente relativement au spina ventosa. Celle qui, pour la première fois, a attiré l'attention du jeune malade remonte à deux mois. Le ganglion sus-épitrochléen est un peu plus gros que de coutume ; les ganglions axillaires ne sont pas reconnaissables.

3° Membre inférieur droit.— Le tibia de la jambe de ce côté présente une ostéite à l'union du tiers inférieur avec les deux tiers supérieurs ; il existe un gonflement diaphysaire à ce niveau, et un trajet fistuleux, consécutif à un abcès symptomatique, permet d'arriver sur l'os malade, qui est dénudé, sans qu'on puisse cependant pénétrer dans le corps de l'os. Cette ostéite date de quelques mois ; elle s'est développée avec lenteur sans phénomènes douloureux. Enfin, en même temps que le tibia était atteint, un spina ventosa se formait sur la première phalange du gros orteil du même membre, et une poussée de même nature se faisait sur le calcanéum et amenait un nouvel abcès. Ces deux dernières lésions osseuses ont été relativement minimes et sont aujourd'hui en voie de guérison. L'examen des parties molles du membre, pour y rechercher des complications analogues à celles des membres supérieurs, fait découvrir un noyau d'induration sous-cutané au tiers supérieur de la jambe et sur sa face antéro-interne. Ce noyau a le volume d'un pois ; il est sous la peau, présentant cependant une légère adhérence avec la face profonde de la peau. Les ganglions cruraux sont un peu développés.

4° Le membre inférieur gauche n'offre aucune lésion du squelette ou des parties molles.

Cet enfant a été ausculté, et il n'offre aucune altération pulmonaire appréciable ; il n'a jamais eu d'ailleurs de disposition à contracter des bronchites. (Obs. extraite des *Bulletins de la Société de chirurgie*, 1880, t. VI, p. 144.)

En résumé, cet enfant présente des altérations multiples du squelette et, dans les parties molles voisines de ces altérations, sous la peau, il porte une série de tumeurs à divers degrés de leur évolution. J'ai extirpé deux de ces tumeurs après avoir préalablement appliqué la bande d'Esmarck. Elles ont été étudiées histologiquement et sont d'origine tuberculeuse.

Dans les observations qui suivent, on trouve en même temps que des lésions osseuses, des abcès tuberculeux du tissu cellulaire sous-cutané, mais il n'existe plus, comme dans les faits précédents, une relation aussi directe entre le siège de ces abcès et la lésion des os. Ainsi, par exemple, on trouvera quelquefois une lésion d'un os de la main ou du pied, et les abcès tuberculeux occupent un membre autre que celui qui est le siège de la lésion osseuse et quelquefois le tronc. Mais ils se rapprochent des précédents, ils ont avec eux cette analogie que les abcès ne se montrent qu'un temps plus ou moins long après l'existence des lésions osseuses, Je crois inutile de donner de longues observations; il me semble qu'un court résumé sera aussi satisfaisant et présentera les choses avec plus d'évidence.

Obs. XXVIII. — *Lésions osseuses sur trois membres ; le quatrième membre, qui n'est pas atteint, présente, au contraire, des abcès sous-cutanés.* — Pataux (Jules), 22 mois, entré le 2 mai 1879, salle Napoléon, n° 19.

Enfant nourri par sa mère. Il a eu la coqueluche à l'âge de 8 mois. N'a pas été atteint de fièvres éruptives. Pas de traces d'engorgements ganglionnaires au cou; pas d'affections des yeux. Son apparence est assez belle, malgré les lésions multiples dont il est atteint et qui sont : 1° Membre supérieur droit. Quatre doigts sont atteints de spina ventosa. Ce sont la première phalange du pouce, la première phalange de l'index, la seconde phalange du doigt médius, la première phalange du petit doigt. Celui du pouce est seul à la période de suppuration. Il n'y a pas d'abcès dans le reste du membre.

2° Membre supérieur gauche. — Spina ventosa du métacarpien du pouce et du cinquième métacarpien ; celui-ci est accompagné d'un abcès placé en regard de la lésion. Le reste du membre n'offre pas d'abcès.

3° Membre inférieur droit. — Ce membre ne présente pas de lésions osseuses, mais il existe un abcès froid sous-cutané sur la jambe, dans le tissu cellulaire placé en arrière du tendon d'Achille. De même en haut, sur la fesse, on trouve, adhérent à la peau, un noyau consistant, qui n'est pas autre que le premier degré de l'abcès tuberculeux avant la période de ramollissement. Ce noyau a le volume d'un grain de riz ; il est à noter qu'il est un peu adhérent à la peau.

4° Membre inférieur gauche. — Il n'y a d'autre lésion osseuse que dans le premier métatarsien, qui est gonflé dans tout son corps et qui présente en avant, près de sa tête, une couche de fongosités faisant un relief très proéminent sous la peau et en voie de ramollissement. Sur la face antérieure de la jambe existe, à son milieu, un petit abcès sous-cutané et cutané ; la peau très fine est sur le point de s'ouvrir. A la racine du membre, on trouve un second noyau, du volume d'une petite cerise, également compris dans la peau, avec desquamation superficielle à son niveau. Il semble que cet abcès soit en voie de résolution, tandis, au contraire, que dans le précédent la petite poche va s'ouvrir spontanément. Cet enfant a succombé, le 3 juin, à une atteinte de croup. (Obs. extraite des *Bulletins de la Société de chirurgie*, 1880, t. VI, p. 147.)

OBS. XXIX. — *Spina ventosa de plusieurs phalanges.* — *Abcès tuberculeux du volume d'une noix.* — Rourgeole (Édouard), âgé de 2 ans, entre à l'hôpital Sainte-Eugénie, salle Napoléon, n° 22, le 31 mars 1879.

Cet enfant ne porte pas de traces de scrofules ou, du moins, pas d'engorgements ganglionnaires. Il vient à l'hôpital pour les lésions suivantes :

1° Membre supérieur droit. — L'annulaire de la main droite présente un spina ventosa de la première phalange ; une ulcération de la peau avec trajet fistuleux communique avec l'intérieur de la phalange. Le premier métacarpien de cette main est atteint d'une lésion identique. Au niveau du coude, en arrière et en dehors, il existe un abcès froid sous-cutané du volume d'une noix. Cet abcès est idiopathique, l'articulation du coude est normale et les os parfaitement sains.

2° Main gauche. — La première phalange de l'indicateur est atteinte d'ostéite avec fistule cutanée. Le reste du membre est sain ainsi que les autres régions du corps. Cet enfant a été pris de variole hémorrhagique et a succombé le 28 avril 1879. A l'autopsie on n'a constaté dans les deux poumons, qui ont été examinés avec soin, qu'un seul tubercule du volume d'un pois au sommet du poumon droit. Mais on a trouvé des noyaux caséeux dans plusieurs ganglions bronchiques. Les poumons présentaient des infiltrations sanguines parenchymateuses et sous-pleurales provenant de la variole. L'examen histologique des lésions a été fait.

Je ne ferai sur ce fait qu'une remarque. Il n'existait qu'un seul tubercule pulmonaire et encore était-il en voie de crétification. (Obs. extraite des *Bulletins de la Société de chirurgie, loc. cit.*)

Obs. XXX. — *Spina ventosa ancien de la seconde phalange de l'index, ostéite du cubitus. — Abcès tuberculeux.* — Magné (Blaise), âgé de 8 ans, entre à l'hôpital, salle Napoléon, n° 32.

Cet enfant, au dire de la mère, a joui d'une bonne santé ; il n'a eu que la rougeole, il y a quatre ans. Pas de traces de scrofule, ni ganglions, ni maux d'yeux, ni écoulement d'oreilles. Il est petit de taille, mais il paraît assez fort.

Membre supérieur droit. — Il existe un spina ventosa de la seconde phalange de l'indicateur, datant d'un an, ayant suppuré, et qu'on peut considérer comme guéri aujourd'hui. Le cubitus est atteint d'une ostéite diaphysaire dans son quart inférieur, avec abcès du volume d'une noix en regard de la lésion. En même temps, on trouve sur la région externe de l'avant-bras, du même côté, un petit abcès sous-cutané faisant corps avec la peau, placé un peu au-dessous de l'articulation.

Obs. XXXI. — *Spina ventosa guéri du quatrième métacarpien de la main gauche. — Tumeur blanche du genou droit provoquée par des tubercules du tibia. — Abcès tuberculeux du dos de la main gauche et de l'avant-bras droit. — Méningite tuberculeuse. Mort.* (Résumé.) — Montmayeur (Eugène), âgé de 5 ans, entre à l'hôpital Sainte-Eugénie le 16 janvier, salle Napoléon, n° 21.

Enfant bouffi, sans engorgements ganglionnaires antérieurs, ni maux d'yeux. Il a eu la coqueluche et la rougeole à l'âge de 3 ans. L'année dernière, au mois d'octobre, il se mit à boiter et le genou devint un peu gros ; cet état a persisté depuis. Un peu plus tard, la main gauche se tuméfia à son tour. Enfin, au mois de décembre dernier, un petit gonflement s'est produit à la partie postérieure de l'avant-bras droit au-dessous du coude. État actuel de ces lésions : Le genou droit présente des fongosités sur certains points de la synoviale ; la pression des os, du tibia en particulier, est douloureuse. Sur la main gauche on trouve un abcès sous-cutané, du volume d'une grosse noisette, sans changement de couleur à la peau ; le corps du quatrième métacarpien sur lequel repose cet abcès paraît gonflé, et l'abcès semble y adhérer. Enfin, il existe un second abcès sous-cutané, sur la partie postérieure de l'avant-bras droit au-dessous du coude ; cet abcès est mobile sur le cubitus, et cet os n'offre aucune tuméfaction. La peau, au niveau de l'abcès, est amincie.

Dans les premiers jours de février, cet enfant éprouve des phénomènes singuliers qui font craindre une méningite. Et, en effet, cette maladie se confirme, l'enfant succombe le 16 février.

Autopsie le 17. — On constate dans l'encéphale des granulations tuberculeuses sur la pie-mère, avec des plaques d'infiltration purulente sur diverses régions de la convexité des hémisphères et dans la scissure de Sylvius. Les poumons sont congestionnés. Par une recherche minutieuse à l'aide de coupes multipliées, on ne trouve qu'un seul tubercule sous-pleural dans le lobe moyen du poumon droit ; il a le volume d'un gros pois. Quelques ganglions bronchiques sont caséeux. Dans le genou affecté de tumeur blanche, on trouve quelques fongosités de la synoviale ; elles sont peu abondantes. Mais le tibia présente, dans l'épiphyse correspondante, un noyau d'un blanc jaunâtre qui tranche, par sa couleur, sur la couleur rouge voisine du tissu aréolaire. L'extrémité inférieure du fémur a dans son épiphyse un noyau semblable. On trouve aussi dans un corps vertébral d'une vertèbre lombaire un noyau jaunâtre.

A la main gauche, l'examen du quatrième métacarpien prouve qu'il a été atteint de spina ventosa ; le corps de l'os est irrégulier, plus épais que son congénère, mais cette lésion paraît aujourd'hui guérie. L'abcès qui existe à son niveau, sur le dos de la main, repose sur son périoste au niveau du point épaissi ; mais il s'est pour ainsi dire isolé et est devenu en quelque sorte indépendant de la lésion osseuse. La poche ne fait qu'adhérer au périoste.

Cet abcès est entièrement rempli par une matière caséeuse jaunâtre. Enfin, l'abcès du dos de l'avant-bras droit est placé dans le tissu cellulaire et le cubitus est normal. (Obs. extraite des *Bulletins de la Société de chirurgie, loc. cit.*)

L'autopsie a montré dans cette observation, comme dans celle du sujet de l'observation XXIX, que les poumons n'avaient pour ainsi dire pas de tubercules ; car à une recherche minutieuse on n'a trouvé, dans l'un et l'autre cas, qu'un seul petit noyau tuberculeux. C'est là un fait qu'il importait de signaler.

En outre, ces deux exemples viennent confirmer, une fois de plus, cette loi que le professeur Parrot a mise hors de doute, qui établit la subordination des lésions des ganglions à celle des organes dont ils dérivent.

Obs. XXXII. — *Spina ventosa multiples. — Gommes tuberculeuses. —* Maudroit, âgé de 9 mois, est pâle et chétif ; il présente aux deux mains des spina ventosa, et au pied droit un gonflement du quatrième métatarsien. Sur le membre inférieur gauche, qui n'est pas le siège de lésions osseuses, on voit des gommes tuberculeuses à différentes périodes de leur évolution; la plus petite présente le volume d'une tête d'épingle; quelques-unes, plus volumineuses, se montrent sur le membre inférieur droit. Il n'existe pas de gommes sur les membres supérieurs. Sur la joue gauche nous constatons une de ces tumeurs, grosse, fluctuante, avec amincissement de la peau. (Obs. extraite de la Thèse de Bézy.)

Obs. XXXIII. — *Mal de Pott.* — *Abcès tuberculeux multiples.* — Jacotin (Anatole), 29 mois, est conduit à l'hôpital Sainte-Eugénie le 25 mars 1880.

Parents bien portants; une sœur morte à 2 ans et demi d'une méningite tuberculeuse. Cet enfant a marché à 17 mois, mais il était courbé en deux; on constate en effet l'existence d'un mal de Pott. Au niveau du coude gauche on voit un abcès froid symptomatique; la pression des os est douloureuse, l'origine de cet abcès remonte à un an. Au niveau des deux poignets se montrent également deux abcès qui ont les caractères des gommes tuberculeuses. Tous ces accidents seraient survenus à la suite d'une rougeole, il y a un an. (Thèse de Bézy.)

Obs. XXXIV. — *Lésion du cubitus.* — *Gommes multiples.* — Couarre (Emma) est conduite à l'hôpital Sainte-Eugénie le 25 mars 1880.

Elle est issue d'un mariage consanguin; la mère est bien portante, mais le père a eu des hémoptysies, et les deux sœurs ont des tumeurs blanches. Il existe au niveau du coude droit un abcès froid, les mouvements articulaires sont gênés; l'extrémité supérieure du cubitus est douloureuse à la pression. Engorgement des ganglions de la région crurale droite, et de la région maxillaire du même côté. Sur la fesse gauche il existe une grosseur comme une noisette, indolore, roulant sous les doigts, avec intégrité de la peau. Des tumeurs plus grosses, mais ulcérées, se montrent à la face interne de la jambe droite, à la région maxillaire et à la joue du même côté. (Thèse de Bézy).

Obs. XXXV. — *Ostéites multiples.* — *Abcès froid de la fesse sans dénudation osseuse.* — Delattre (Louise Augustine), 10 ans, entre le 29 mai 1878, salle Sainte-Eugénie, n° 29. Pas de renseignements sur la santé des parents. L'enfant a eu la rougeole à 4 ans. Il y a huit ans, début d'une tumeur blanche du coude droit, presque guérie aujourd'hui, avec ankylose et fistule. Il y a un an, l'enfant commença à se plaindre du genou gauche, puis se mit à boiter; il y a deux mois, la hanche se serait prise.

État du genou gauche. — Gonflement portant principalement sur le fémur et s'accompagnant de douleur à la pression du côté du condyle externe. En même temps cet enfant porte un gonflement de la partie supérieure du fémur près du grand trochanter, gonflement avec empâtement de la région et gros abcès de la fesse. L'ouverture de cet abcès donne issue à beaucoup de grumeaux. On n'a pas trouvé de surface osseuse dénudée.

Obs. XXXVI. — *Abcès tuberculeux.* — *Ostéite concomitante.* — Riégel (Mathilde), 2 ans, d'assez belle apparence, n'ayant aucun des attributs du tempérament lymphatique. Aucune maladie antérieure. Elle porte, depuis deux mois, à la face antérieure de la jambe gauche, au-dessous de la tubérosité antérieure, une petite tumeur qui a les caractères suivants; elle adhère au derme, elle est un peu dure, quoique ramollie au centre, où la peau est amincie ; volume d'un petit pois. Je crois qu'elle contient un peu de pus ; rien au genou. Depuis six semaines, ostéite de la malléole externe du côté droit avec fongosités qui en partent et qui déterminent un premier degré d'arthrite tibio-tarsienne. Après avoir extirpé la tumeur, je constate qu'il suinte quelques gouttelettes d'un pus crémeux jaunâtre contenu dans une petite cavité du volume d'une lentille limitée par une membrane blanche, fibroïde. Cette membrane est contiguë au derme aminci en un point; la surface interne est jaunâtre et recouverte par le pus qui lui adhère. La surface externe est contiguë à la graisse au milieu de laquelle elle est logée et qui est abondante à ce niveau; l'épaisseur de la membrane est d'un demi-millimètre. Autour d'elle, on trouve une zone de tissu embryonnaire qui est en voie de prolifération. Ce foyer tuberculeux a trois mois de date ; il est reproduit pl. I, fig. 2).

Obs. XXXVII. — *Gommes superficielles.* — *Ostéite du pied.* — Petite fille de 4 ans, couchée au n· 41 de la salle Sainte-Eugénie.

Parents bien portants. Depuis sept ou huit mois elle porte un gonflement douloureux du pied droit; un abcès s'est ouvert au côté interne et a laissé une large ulcération fongueuse, avec un orifice central par lequel le stylet arrive sur le scaphoïde. Vers la même époque apparut au côté externe de la cuisse une gomme aujourd'hui ramollie à son centre et paraissant en voie de résolution. Une autre gomme semblable à la précédente se voit sur le bras droit ; une troisième existe sur le tronc, près de la ligne médiane, au niveau d'une ligne transversale qui passe par le mamelon. Il existe en même temps un engorgement assez marqué des ganglions cruraux du côté droit.

Obs. XXXVIII. — *Abcès froid concomitant à contenu caséeux.* — *Spina ventosa du quatrième métacarpien droit.* — Mathé (Jeanne), 2 ans et demi, entre le 8 janvier 1878, salle Sainte-Eugénie, n° 17.

La grand'mère est morte phthisique ; les autres parents ne sont pas entachés de diathèse. État actuel : Blépharite ciliaire, lèvre supérieure gonflée, nez gros, dents crénelées ; tempérament strumeux ; rougeole il y a deux mois ; mais déjà existaient les lésions de la main et de la jambe.

Main droite. — Quatrième métacarpien renflé en fuseau à sa partie moyenne ; les tissus environnants sont engorgés. Sur le dos de la main, en regard du gonflement, existe une fistule à bords fongueux et décollés. Le stylet, introduit par cette fistule, pénètre dans une cavité osseuse. Les lamelles osseuses périphériques sont peu résistantes et se brisent facilement ; cet état remonte à six mois.

Jambe gauche. — A la partie externe et supérieure existe entre le tibia et le péroné, un peu en avant de la tête de cet os, un abcès dont les bords ne sont pas indurés. Cet abcès glisse sur les parties profondes et ne paraît présenter aucune relation osseuse ou périostée. Il serait venu, au dire de la mère, après le gonflement de la main. A l'ouverture de cet abcès, il est sorti une matière exclusivement caséeuse, et je n'ai pas pu découvrir de dénudation osseuse au fond de la poche.

Obs. XXXIX. — *Spina ventosa.* — *Gomme ulcérée.* — Chanat (Charles), 27 mois, était né chétif et malingre ; il a été nourri en partie au biberon. Cependant il n'a fait d'autre maladie que la rougeole, il y a un an ; l'affection osseuse a débuté un mois après.

État actuel. — Spina ventosa du cinquième métacarpien gauche ; ce spina ventosa offre les caractères ordinaires, c'est-à-dire un gonflement diaphysaire considérable, tandis que les articulations paraissent saines. Ce gonflement a dix mois de date ; ce n'est que quatre mois après son apparition qu'un abcès s'est formé et s'est ouvert sur le dos de la main, laissant une fistule cratériforme avec bourgeons centraux. Un stylet pénètre dans l'os par cette fistule. En même temps, il existe sur la cuisse droite, au niveau de la partie moyenne, une petite gomme ulcérée, aujourd'hui en voie de réparation, et dont le début s'est montré quelque temps après l'apparition du spina ventosa. — Signes de bronchite avec localisation au sommet gauche.

Obs. XL. — *Mal de Pott.* — *Gomme tuberculeuse de la fesse.* — Rose Plauh, 4 ans et demi, vient à l'hôpital Sainte-Eugénie, le 3 mars 1880.

Parents bien portants ; un frère qui tousse et a eu des hémoptysies. Cette enfant a été nourrie au sein par sa mère, elle a eu à 3 ans une pleurésie, puis une coqueluche et des hémoptysies. Actuellement elle éprouve des douleurs en ceinture avec gêne pendant la marche. Ces douleurs remontent à trois ou quatre mois ; il existe à la région dorsale une saillie prononcée formée par l'apophyse épineuse d'une vertèbre. — Au-dessus de la fesse droite, on constate l'existence d'une tache cutanée rouge de la largeur d'une lentille. En appliquant le doigt sur ce point, on sent une tumeur dure, indolore et mobile. La mère n'avait pas remarqué cette grosseur et ne peut en indiquer l'origine. (Obs. extraite de la thèse de Bézy.)

Obs. XLI. — *Coxalgie.* — *Abcès froid tuberculeux.* — Claude (Léon), 18 mois, vient à l'hôpital Sainte-Eugénie le 3 mars 1880.

Mère bien portante ; le père tousse et a eu des hémoptysies. L'enfant n'a jamais marché ; il y a un an, la hanche gauche a commencé à présenter du gonflement. Aujourd'hui, c'est une coxalgie confirmée avec abcès froid symptomatique au niveau de la fesse. A la partie postérieure de la hanche saine existe un autre abcès de la grosseur d'une noix. Les mouvements de l'articulation sont normaux, et rien n'indique une lésion osseuse de ce côté. L'ouverture de cet abcès donne issue à une grande quantité de pus séreux et mal lié (Obs. extraite de la thèse de Bézy.)

Obs. XLII. — *Ostéites multiples.* — *Abcès froids concomitants.* — Aubry (Louis), 8 ans et demi, entre le 13 février 1880, salle Napoléon, n° 24.

Père mort de la variole ; mère chétive et tousseuse. — L'enfant a toujours été maladif ; il a eu la rougeole, des maux d'yeux, la gourme, etc. — Il porte une ostéite de l'extrémité inférieure de l'humérus gauche caractérisée par un gonflement de l'os dans son quart inférieur ; fongosités peu abondantes dans le coude. En même temps, on voit sur le côté externe de l'avant-bras, à un pouce au-dessous de l'articulation, une tumeur du volume d'une petite cerise, mobile sous la peau, molle au centre, dure à la périphérie. Cette tumeur n'a rien de commun avec l'os ; elle est extirpée dans sa totalité, après ischémie avec la bande d'Esmarck. On constate sous la mâchoire un abcès froid qui paraît ganglionnaire. — Sur la fesse gauche, on voit encore une ulcération cutanée chronique, suite d'abcès froid.

TROISIÈME PARTIE

TUBERCULOSE OSSEUSE

CHAPITRE PREMIER

On peut tirer de l'étude précédente cette conclusion pleine de probabilités, que les affections osseuses à marche chronique dont sont affectés les sujets qui présentent cette curieuse série d'abcès tuberculeux éloignés, concomitants, sont originellement de même nature que ces abcès. La raison accepterait-elle, en effet, que l'ostéite chronique ou la carie, ces mots sont employés ici sans arrière-pensée de les détourner de leur sens technique, soient de nature différente de celle de cet abcès, né d'elles et sur place, ou de cet autre abcès survenu alors à titre de complication? Comment d'ailleurs expliquer l'apparition si commune de la méningite, de la phthisie pulmonaire, de la broncho-pneumonie tuberculeuse, ou d'autres tuberculoses locales dans les organes, jetées brusquement sans justification satisfaisante à la traverse de cette ostéite ou de cette carie? On invoquerait vainement, pour expliquer cette explosion soudaine de manifestations tuberculeuses isolées ou multiples, une influence débilitante, une altération de l'économie, déterminées par la suppuration d'un mal de longue durée ou toute autre cause encore.

L'argument est sans valeur et tombe de lui-même en face de

ces sujets qui n'ont même pas encore les attributs vulgaires de la scrofule, et qui ne présentent d'ailleurs, comme lésion osseuse, qu'un simple spina ventosa, c'est-à-dire une ostéite raréfiante d'un des os les plus exigus du squelette, qui n'est pas encore en voie de suppuration ou qui ne fournit chaque jour que la plus minime quantité de pus. C'est précisément chez ces malades qui n'ont pas un seul jour pris le lit, qu'apparaissent communément les diverses complications tuberculeuses. Elles se montrent encore durant les premières périodes des affections des os plus importants, avant que l'économie ait subi ces atteintes profondes que lui donnent quelquefois les affections suppuratives de longue durée, et l'on doit alors, comme précédemment, chercher une tout autre explication. Pour la trouver, il convient de formuler nettement la question. Elle est celle-ci : les lésions primitives du squelette sont-elles, oui ou non, habituellement ou par exception, des lésions véritablement tuberculeuses ? Le problème paraît simple, et pourtant il est assez compliqué; dans bon nombre de circonstances on ne pourrait pas le résoudre par l'examen direct des os atteints, et l'on doit, pour y arriver, recourir à d'autres éléments d'analyse. Je l'ai déjà dit, on n'a pas suffisamment insisté sur ce point, que les lésions chroniques des os ne restent confinées d'habitude qu'un certain temps dans le tissu même de l'os. Elles en sortent communément pour envahir les parties molles voisines, qui sont les tissus ambiants dans la continuité des os, les articulations vers leurs extrémités. C'est donc un véritable travail de propagation qui se produit, et il convient de rechercher les divers procédés de son mécanisme. Examinons d'abord ce qui se passe du côté des jointures.

Pour ne pas sortir du cadre que je me suis tracé, je ne m'occuperai que des arthrites consécutives à une altération scrofuleuse de l'os lui-même, de son extrémité articulaire. On sait, au surplus, par bien des recherches anotomo-pathologiques, depuis Reymar et Brambilla, par celles si remarquables de Bonnet entre autres, par les expériences du professeur Richet, que les altérations primitives de la synoviale peuvent gagner les os voisins et amener dans ces os des désordres secondaires considérables ; un groupe de tumeurs blanches n'a pas d'autre origine. Mais ce point n'est pas en cause en ce moment.

L'arthrite consécutive survient de deux manières, brusquement et pour ainsi dire à l'improviste, ou plus lentement et sous forme d'un engorgement de la synoviale ; partiel au début, ce n'est qu'insensiblement que cet engorgement se propage et s'étend dans de plus ou moins grandes étendues de la synoviale.

Les causes d'origine osseuse qui amènent brusquement l'arthrite, une arthrite aiguë, suraiguë même parfois, sont celles qui déterminent l'épanchement dans la jointure de substances irritantes comme du pus, de la matière tuberculeuse, des débris de séquestre. Pour expliquer cet épanchement, une condition préalable doit donc être remplie, la destruction limitée ou étendue du cartilage d'encroûtement de l'os. Nélaton rapporte dans sa thèse deux exemples de tubercules enkystés qui sont venus par ce mécanisme déverser leur contenu dans la jointure et provoquer une arthrite purulente suraiguë promptement suivie de mort. J'ai eu également l'occasion d'observer des faits analogues, et j'ai trouvé jusqu'à des séquestres mobiles dans les jointures. Mais ces cas sont les moins communs ; ils peuvent au surplus n'amener la mort que beaucoup plus tard, et la synoviale ne tarde pas à présenter des épaississements fongueux qui ont toutes les apparences de ceux qui surviennent par un autre procédé. On trouve presque constamment dans les tumeurs blanches des destructions étendues des cartilages, et la surface osseuse à nu dans la jointure, sans que l'arthrite se soit produite avec ces caractères d'acuité. D'autre part, on voit aussi quelquefois se produire très rapidement un épanchement d'une certaine intensité accompagné d'un réaction légère qui cesse bientôt, tandis que l'épanchement persiste plus ou moins abondant. Il précède alors l'engorgement synovial ; celui-ci n'apparaît que plus tard.

Quoi qu'il en soit de ces origines, si l'arthrite a une certaine durée, la synoviale se vascularise, s'épaissit et devient fongueuse. Incontestablement l'élément inflammatoire prend une part dans la production de ces transformations de la synoviale ; mais joue-t-il un rôle exclusif, c'est peu probable et c'est ce que les faits d'observations microscopiques n'ont pas encore suffisamment établi.

Examinons maintenant un mode d'envahissement beaucoup plus commun, de beaucoup le plus habituel. Au lieu d'être rapide et étendue, la transformation fongueuse se fait lentement, elle débute dans une région de la synoviale, gagne insensiblement les parties voisines et se propage à une plus ou moins grande étendue de cette membrane ; elle peut en effet demeurer longtemps partielle. Les premiers points d'envahissement sont les culs-de-sac adhérents à l'os, ou les parties réfléchies sur le périoste. Dans les articulations qui ne sont pas recouvertes par une grande épaisseur de parties molles, on assiste en quelque sorte à ce travail de propagation qui s'étend progressivement de la limite osseuse de la synoviale aux surfaces voisines ; on constate d'abord un bourrelet circonférentiel adhérent à l'os, puis l'épaississement s'étale sous forme de plaques, de saillies rénittentes, prenant ainsi en surface et en épaisseur de plus grandes proportions. Si l'affection osseuse est indiquée à son début par des phénomènes suffisamment précis pour la reconnaître et en fixer le siège dans un point de l'épiphyse, on peut presque à l'avance prévoir les parties de la synoviale qui seront les premières l'objet de cette transformation. J'ai eu l'occasion assez rare de faire plusieurs fois des autopsies de tumeurs blanches d'origine osseuse dans la première période de l'affection, chez des sujets qui ont succombé presque dès leur entrée à l'hôpital par le fait du croup, et je possède les dessins d'une articulation tibio-tarsienne qui montre bien ce mode d'envahissement. Je crois devoir me borner au récit d'une coxalgie récente. Un enfant de six ans meurt du croup, il était atteint de claudication depuis trois semaines, et les premières douleurs du membre malade avaient apparu d'une façon intermittente et très légère, quinze jours environ avant la claudication. L'autopsie de cette coxalgie tout à fait au début fut faite avec un très grand soin. La capsule coxo-fémorale n'offrait rien d'anormal à l'extérieur, il n'existait pas de liquide dans l'intérieur de la jointure. La tête du fémur ainsi que la cavité cotyloïde ne présentaient aucune déformation. Les cartilages d'encroûtement avaient encore tous leurs caractères physiques, sauf un léger changement de couleur qu'on n'appréciait que sur la tête du fémur. La teinte était plus mate, moins brillante. L'état de la synoviale au pourtour du col fémoral appelait tout de suite l'attention. Une ceinture presque complète de fongosités d'un beau rouge formait une collerette sur le col au voisinage de la tête; leurs saillies en bourgeons ou en papilles proéminaient dans la cavité articulaire. Elles adhéraient au périoste de l'os; en les examinant de ce côté, on voyait manifestement ces bourgeons s'engager dans les intervalles du tissu fibreux qui recouvre le col et pénétrer dans l'os lui-même. Si on détachait en effet les lamelles osseuses superficielles avec un fort scalpel, on retrouvait le même tissu charnu dans les aréoles agrandies et quelquefois dans les canaux osseux également agrandis et primitivement affectés au passage des vaisseaux. La tête du fémur présentait en même temps de l'ostéite raréfiante, des taches blanches très nettes à la coupe, et on trouvait dans la moelle du canal médullaire de petits points grisâtres disséminés.

Mais le moment n'est pas venu de parler de ces lésions osseuses, nous devons nous borner à mettre en relief, dans cette affection de date toute récente, le lien de continuité qui existe entre les fongosités intra-articulaires et celles de l'intérieur de l'os.

Il en était de même dans cette autopsie de tumeur blanche tibio-tarsienne, qui ne remontait pas à cinq mois, dont j'ai fait prendre les dessins. Rien sur le vivant n'indiquait que la jointure était prise. Il n'existait pour tout symptôme qu'une douleur à la pression sur la malléole interne et un peu de gêne dans la marche. L'enfant mourut du croup ; à l'autopsie on trouva de petites franges papillaires très rouges proéminant déjà dans la cavité articulaire, sur une partie du bord de l'épiphyse du tibia, particulièrement en arrière dans l'encoche qui existe au niveau de la malléole interne. Ces fongosités émergeaient de l'épiphyse, qui était le siège d'altérations primitives.

L'intérêt de ces faits se tire uniquement de l'origine récente des lésions ; le moment où la propagation se fait de l'os aux parties molles est en quelque sorte surpris. Dans les périodes plus avancées des tumeurs blanches, il est très facile de constater cette continuité, et on trouve dans le livre remarquable de Bonnet, dans le mémoire du professeur Richet, dans un excellent article du professeur Panas sur les maladies des articulations, un exposé très exact et très judicieux de la marche que suit ce processus et des désordres qui l'accompagnent. Nous n'admettons pas cependant, avec Rust, qu'il soit exclusif et que toute tumeur blanche ait pour origine une carie centrale de l'épiphyse ; l'expérimentation, ainsi que l'a prouvé Richet d'une part, l'observation de l'autre, démontrent l'existence de synovites fongueuses primitives qui peuvent à leur tour envahir les extrémités articulaires des os.

Après avoir envahi la synoviale, les fongosités gagnent les parties voisines qu'elles détruisent de la même manière, ou bien elles sont l'objet d'un travail de rétrocession. Les transformations qu'elles subissent dès ce moment ne nous occuperont pas, et nous examinerons maintenant la physionomie que prennent ces mêmes phénomènes dans la continuité d'un os.

PROPAGATION DANS LA CONTINUITÉ DES OS. — ABCÈS OSSIFLUENTS
SESSILES OU PAR CONGESTION.

Lorsqu'on suit pas à pas les phénomènes de propagation des
lésions chroniques des os aux parties molles qui les entourent,
on assiste à une évolution qui a pour premier terme un engorgement faisant corps avec le squelette, et pour dernier un
abcès. De là est née cette croyance assez générale que l'abcès
est le mode de terminaison le plus commun, la conséquence la
plus saillante ; de plus on n'hésite pas à penser que la source
qui fournit le pus est presque uniquement d'origine osseuse.
Ce raisonnement est entaché d'erreur parce qu'il est beaucoup
trop exclusif. Il ne tient aucun compte des actes périphériques extérieurs à l'os. On considère volontiers que cet engorgement externe est déterminé par l'issue des liquides à la surface de l'os, qui produisent autour d'eux un empâtement des
tissus mous plus ou moins comparable à celui qu'on remarque
autour des foyers ordinaires de suppuration ; ces phénomènes
excentriques sont cependant de la plus haute importance. En
d'autres termes, ce n'est pas à l'issue des liquides de l'intérieur
de l'os qu'on doit rapporter cet engorgement, qui est le phénomène initial dont j'ai parlé, et cela explique pourquoi la
fluctuation y fait généralement défaut tout d'abord. Mais, pour
acquérir des données plus certaines sur ce point, on ne doit pas
s'en rapporter à une impression aussi sujette à erreur que celle
de la fluctuation. Pour dissiper les doutes et dans un but cu-
ratif d'ailleurs, j'ai maintes fois incisé et excisé ces engorgements placés sur la diaphyse d'un os superficiel comme le tibia,
le cubitus ou d'autres os encore. On n'y trouve pas, au moins
au début, de collection proprement dite ; quelquefois il s'é-
coule au moment de l'incision du périoste quelques gouttes d'un
liquide de couleur jaune sale et grumeleux. Quant à l'engorgement, il est constitué par des fongosités très vasculaires qui tra-

versent le périoste, par des éraillures multiples, pour se développer ensuite à sa surface externe dans les tissus voisins. Quelquefois la destruction du périoste est plus étendue et les bords de l'ulcération font partie du noyau fongueux lui-même. Enfin, il existe dans d'autres circonstances un véritable abcès limité de toutes parts par ces mêmes fongosités étalées en membrane, sauf au niveau de l'os, qui est dénudé, inégal, ulcéré. Les fongosités peuvent prendre une très grande extension sans qu'il y ait autre chose qu'un liquide qui les infiltre, sans qu'on trouve un véritable abcès. On voit maintenant comment s'est effectuée la propagation ; nés dans l'intérieur de l'os, ces bourgeons charnus déterminent l'agrandissement des canaux de Havers, ou de véritables pertes de substance de la surface des os ; ils atteignent ainsi le périoste qu'ils détruisent par le même procédé et ils gagnent enfin les tissus extérieurs, où leur développement continu est d'autant plus rapide que ces tissus leur offrent moins de résistance. Il se fait donc dans les parties molles un travail identique à celui qui s'accomplit dans l'os ou plutôt c'est la continuation du même travail. Il peut arriver cependant que la nature des lésions osseuses, et surtout leur étendue, modifient l'ordre d'évolution de ces phénomènes : s'il existe une destruction étendue, si l'os présente, en un mot, une de ces cavités comme on en rencontre dans les vertèbres, dans le tibia, le fémur, l'humérus, etc., etc., le contenu de ces cavités peut se déverser directement à la surface sous le périoste ou en dehors de cette membrane. Ce n'est que plus tard qu'il se crée alors autour de ces foyers externes une membrane constituée sur le même type que précédemment. On rencontre parfois, au-devant des corps vertébraux détruits, des amas de matière caséeuse provenant des cavernes osseuses ; autour de cette substance les tissus voisins, le tissu cellulaire principalement, sont le siège d'une néoplasie embryonnaire active ; c'est un acheminement vers l'enkystement de ces produits.

Telle est la première phase durant laquelle, partant de l'os, les fongosités se développent au sein des parties voisines qu'elles envahissent et détruisent par un procédé identique à celui que nous avons indiqué à propos des abcès froids simples. Que les liquides émanant de l'os aient précédé ou suivi leur apparition, peu importe, ils se trouvent contenus dans leur substance et collectés au sein de ces fongosités : un abcès est formé ; cet abcès est en relation directe avec un os malade ; on l'appelle symptomatique ou, selon l'expression plus exacte de Gerdy, ossifluent. Il peut rester sessile ou, se développant démesurément, il vient apparaître loin de son origine ; il prend alors le nom d'abcès par congestion.

Les abcès ossifluents se distinguent donc des abcès froids simples par une origine osseuse que n'ont pas ces derniers. Mais ils s'en rapprochent au point que l'analogie devient complète par la paroi qui les isole et les sépare des parties voisines. Cette paroi est un fait constant, et elle se montre avec tous les caractères extérieurs et tirés de l'examen histologique que nous avons longuement décrits dans l'anatomie pathologique des abcès froids. Les mêmes données relatives à l'évolution de la paroi, à l'envahissement des parties voisines, à la direction qu'ils suivent et qui peut être inverse de celle que leur indique la pesanteur, récurrente selon l'expression heureuse de Bouvier, à leur contenu enfin, leur sont tout à fait applicables.

J'ajoute que les considérations relatives à l'évolution de la poche s'adressent particulièrement aux abcès ossifluents, car ce sont surtout ces abcès qui ont été l'objet du plus grand nombre d'examens histologiques après excision partielle ou totale de la paroi de l'abcès. Toutes ces parois nous ont révélé l'existence de follicules tuberculeux à divers degrés de leur évolution. Aussi importe-t-il de donner dès maintenant les faits qui ont servi à ces recherches, afin qu'on puisse juger des conditions mêmes où elles ont été faites. Mais auparavant il est un point sur lequel il importe de revenir ; il est relatif au contenu de ces abcès. Ce contenu a une double origine, l'os affecté, la paroi elle-même ; dans quelle proportion chacune de ces sources intervient-elle, cela est difficile à dire. Le volume que prend l'abcès fournit cependant une donnée importante pour cette évaluation. Au premier abord on pourrait penser qu'un abcès très volumineux, très étendu, implique des destructions osseuses très considérables. Cela n'est nullement nécessaire ; ne sait-on pas d'ailleurs que l'activité de la paroi, son accroissement, sont liés à autre chose qu'à la présence d'une quantité plus ou moins grande de liquide ? Bien plus, la paroi peut rencontrer des résistances dans son accroissement, dont ne triompherait un trop-plein de liquide que par la rupture de la paroi elle-même, et c'est ce qui n'a pas lieu. La constitution anatomique de la paroi, son mode continu de propagation, sont donc les éléments principaux de cette augmentation de volume, et nous avons vu qu'à ce développement continu correspond un travail de destruction parallèle qui contribue pour une large part à augmenter le contenu de l'abcès. L'observation clinique fournit un ensemble de données à l'appui de cette interprétation. Elle nous montre d'une part, dans le mal de Pott par exemple, de grandes courbures, à flèches énormes, avec un angle saillant très aigu, n'ayant pu se produire qu'à la condition d'une destruction de plusieurs corps vertébraux ; la suppuration n'est pas nécessairement liée à ces affreuses déformations où prennent part sept à huit vertèbres quelquefois. Il est des malades (obs. 46) qui porteront pendant plusieurs années et toute leur vie ces gibbosités sans qu'aucun abcès puisse être soupçonné. Il en est même que l'on considère comme guéris et qui se croient tels, lorsque dix ans, quinze ans plus tard, il survient la complication inattendue alors, l'abcès par congestion (obs. 51). Ces exemples, je le veux bien, ne sont pas les plus nombreux, mais ils ne sont pas non plus exceptionnels ; et alors on doit se demander pourquoi cette disparité dans des faits similaires, et d'où vient que des lésions destructives de même nature sont accompagnées de vastes suppu-

rations d'un côté et non de l'autre. La suppuration ne devrait-
elle pas être liée dans les deux cas à l'œuvre de destruction?
Il n'en est rien cependant, et l'on voit de nombreux maux de
Pott avec gibbosité sans suppuration. C'est qu'en effet, les
produits caséeux contenus dans les cavités osseuses peuvent rester longtemps sous cette forme et même devenir l'objet d'un
travail de résorption qui les fait disparaître. De telle sorte que, s'il
ne s'ajoute pas aux altérations osseuses un élément extérieur
qui engendre le pus, les déformations ne sont plus alors accompagnées d'abcès. Mais généralement les fongosités apparaissent
et elles sont liées, comme nous l'avons établi plus haut, au mécanisme de la suppuration.

On pourrait multiplier les preuves ou plutôt les exemples en
rappelant les faits journaliers de tumeurs blanches d'origine
épiphysaire, dans lesquels les lésions osseuses ont une durée
de plusieurs années quelquefois, sans être accompagnées de suppuration ; et, quand celle-ci apparaît, elle se rattache d'habitude
de la façon la plus directe aux transformations que subissent les
fongosités.

Les suppurations consécutives aux affections chroniques des
os, dites strumeuses, se présentent donc dans des conditions
comparables à celles des abcès froids isolés ; il était alors essentiel de rechercher si l'analogie était rendue plus grande encore
par l'examen microscopique de la paroi du foyer. Dans ce but
nous avons fait l'extirpation partielle ou totale de la paroi de
onze abcès ossifluents sessiles ou par congestions sur le vivant ;
dans le chapitre des indications thérapeutiques nous avons
donné les raisons qui nous ont paru légitimer ce mode d'intervention. Les maladies osseuses qui ont donné naissance aux abcès
dans ces onze cas se décomposent de la manière suivante : trois
coxalgies compliquées d'abcès symptomatiques volumineux,
une tumeur blanche du genou, une ostéite du tibia avec
abcès reposant sur une fistule osseuse peu profonde, deux
ostéites des côtes, une ostéite de l'os iliaque, deux maux de

Pott; une ostéite de l'omoplate. Tous ces faits ont été pris à l'hôpital sans aucune distinction sur les sujets qui se sont présentés. J'en excepte cependant ceux qui sont atteints de maux de Pott : pour ceux-ci, j'ai pris deux exemples d'abcès tardifs ; l'un des malades (obs. 46) portait un mal de Pott depuis l'âge de deux ans, il avait treize ans. Cet enfant avait marché, se croyant guéri, depuis l'âge de cinq ans ; l'abcès, un abcès volumineux, n'avait apparu qu'un an avant l'entrée de l'enfant à l'hôpital.

Le second exemple (obs. 51) est comparable au précédent. Le mal de Pott avait dix ans d'existence ; et l'abcès ne s'était montré que quelques mois avant l'entrée de l'enfant à l'hôpital. C'est à dessein que ces deux malades ont été pris dans ces conditions afin de mieux connaître la nature du travail tardif qui vient compliquer l'affection osseuse.

Dans tous ces exemples l'examen microscopique n'a porté que sur une partie de la paroi la plus éloignée de la source, sur un lambeau de 2 à 3 centimètres qu'on disséquait avec soin pour le réséquer et le mettre à durcir dans l'alcool pour les préparations ultérieures. Tous ces faits, à l'exception de deux, ont présenté des tubercules élémentaires évidents ; les follicules isolés ou s'ouvrant dans la cavité, les nodules tuberculeux à des périodes différentes de leur évolution, s'y montrent comme dans les abcès froids ordinaires ; on n'y reconnaît pas de différence. Autour de ces tubercules élémentaires les cellules embryonnaires, qui constituent exclusivement avec les vaisseaux la paroi du foyer, subissent les mêmes phases de dégénérescence caséeuse et de destruction, comme elles suivent la même loi de propagation et d'envahissement.

Dans les deux exemples où l'existence de tubercules élémentaires n'a pas été constatée, la paroi présentait également les mêmes transformations que dans les autres, de telle sorte qu'on doit se demander si ce n'est pas à une étude incomplète, à de mauvaises préparations, qu'il faut rapporter la non-constatation de ces tubercules élémentaires ; c'est un point d'ailleurs qui demande encore de nouvelles recherches. Mais, en tout cas, on peut établir dès maintenant la fréquence du néoplasme tuberculeux dans les affections strumeuses des os, et l'extension qu'on doit donner aux premiers résultats fournis par Köster.

Obs. XLIII. — *Abcès froid bilobé adhérent aux côtes.* — *Chémosis de la surface interne de la poche.* — Balme (Jeanne), 3 ans, n'a pas de mauvais antécédents pathologiques du côté de ses parents. La grosseur qu'elle porte et qui augmente peu à peu, s'est montrée il y a un an sur la partie latérale droite du thorax, au niveau des 7e, 8e et 9e côtes. Poche principale adhérente et du volume d'un œuf ; poche secondaire plus superficielle communiquant avec la précédente. — Incision suivie d'excision de la paroi :

1° Face interne remarquable par sa congestion et sa teinte d'un rouge noir ecchymotique. 2° Il existe des boursouflures du volume d'un haricot, comme des renversements de la poche sur elle-même, prêts à devenir libres. 3° La face interne, que je compare au chémosis de la conjonctivite, est pleine de sérosité. Il est arrivé que, sous l'influence des cris de l'enfant, les bourgeons vasculaires ont crevé en saignant comme ceux des plaies. — On a trouvé un os dénudé.

Examen histologique. — Puits et follicules de la surface interne en voie de s'ouvrir dans la cavité — cellules géantes, — amas de cellules plus colorées, tubercules élémentaires.

Obs. XLIV. — *Abcès froid de la partie latérale et postérieure du thorax.* — *Poche aréolaire.* — Rousselet (Aline), 4 ans, entre le 27 avril 1880, salle Sainte-Eugénie, n° 23.

Cette petite fille, sur laquelle on n'a que des renseignements assez vagues ; présente la cicatrice d'une gomme à la cuisse droite. Elle offre de plus un abcès froid du volume d'un œuf de pigeon, qui siège à droite, sur la partie latérale et postérieure du thorax au niveau des 9, 10e et 11e côtes. Il est adhérent à ces os et manifestement fluctuant.

4 mai. — *Ouverture.* — Pus abondant, cloisonnements multiples de la poche comme dans les ventricules du cœur, bourgeonnements latéraux. Excision d'une partie de la poche ; le bord supérieur de la 10e côte est dénudé. A l'examen histologique, on trouve de nombreux foyers hémorrhagiques et quelques nodules tuberculeux.

Obs. XLV. — *Coxalgie.* — *Vaste abcès froid de la cuisse gauche.* — Auguste-Charles, 7 ans, entre le 13 juin 1880, salle Napoléon, n° 36.

Vaste abcès occupant toute la face antérieure de la cuisse gauche depuis la racine du membre jusqu'à son quart inférieur. Cet abcès est symptomatique d'une coxalgie gauche. — 13 juin, ouverture de l'abcès, pus mêlé de noyaux caséeux. Je retire de la poche des lambeaux, les uns colorés en jaune et ressemblant à une couenne de lard avec apparence chagrinée, les autres plus roses ou rouges, avec cette apparence de chémosis séreux, grisâtre, déjà décrit.

Examen histologique. — Très belle collection de cellules géantes — nombreux tubercules. — Ilots de la poche isolés entre deux plans de graisse, muscles voisins envahis et altérés.

Obs. XLVI. — *Mal de Pott dorsal.* — *Abcès multilobé symptomatique et tuberculeux.* — Cayron (Paul), 13 ans, entre le 17 avril 1880, salle Napoléon, n° 39.

Le père est mort tuberculeux, la mère est bien portante. C'est vers l'âge de 2 ans qu'aurait débuté la déformation rachidienne, à la suite d'une chute. L'enfant a eu depuis cette époque la rougeole. Il y a sept mois, la mère a constaté dans la région inguinale droite une tumeur du volume du poing ; cette tumeur a augmenté progressivement, mais depuis quelque temps son développement paraît avoir été plus rapide.

Depuis l'âge de 5 ans l'enfant était considéré comme guéri de son mal de Pott ; il marchait sans éprouver trop de fatigue, et le développement de sa gibbosité avait cessé depuis l'âge de 4 ans. Aujourd'hui on constate une énorme courbure de la région dorsale comprenant huit vertèbres. Cette courbure est régulièrement arrondie, sauf au sommet où une apophyse épineuse est plus saillante.

L'abcès de la cuisse est considérable, il a au moins le volume d'une petite tête d'enfant, il est en ce moment superficiel et présente trois lobes principaux sur lesquels se dessinent deux saillies plus petites, du volume d'une noisette.

4 mai. — La poche est disséquée dans une petite partie de son étendue, et un lambeau de 3 à 4 centimètres de long est excisé pour l'étude microscopique. Il s'écoule du pus en très grande abondance ; on introduit ensuite un gros drain dans la cavité principale et on fait un lavage à la solution phéniquée forte. Les jours suivants il se produit une réaction générale assez vive ; mais elle ne tarde pas à céder et il reste, au 15 juillet, un trajet fistuleux qui persiste encore ne donnant plus issue qu'à un liquide clair très peu abondant.

L'examen microscopique du lambeau de paroi excisé donne des résultats intéressants. On constate l'existence de nombreux follicules disséminés dans la paroi ou ouverts dans la cavité. En second lieu on trouve de nombreux foyers hémorrhagiques interstitiels, et des portions de membrane ayant subi la transformation caséeuse en bloc ; quelques-unes de ces parties transformées se sont détachées, et la paroi présente des cavités interstitielles qui indiquent ce fait.

Obs. XLVII. — *Coxalgie droite.* — *Abcès froid de la cuisse.* — *Excision et examen histologique.* — Trochet (Émile), 6 ans, se présente le 10 juin 1880. Il est atteint de coxalgie droite depuis dix mois. Depuis deux ou trois mois il porte un abcès qui aujourd'hui est très volumineux et descend jusqu'au-dessous de la partie moyenne de la face externe de la cuisse. Excision d'un lambeau de la partie la plus reculée de la poche. Issue de 300 à 400 grammes d'un pus crémeux. Pas d'autres abcès froids, pas d'autres lésions des os.

Examen histologique. — Nombreux tubercules. Follicules très visibles ; quelques-uns sur le point de s'ouvrir.

Obs. XLVIII. — *Coxalgie gauche.* — *Abcès froid sessile au niveau du grand trochanter.* — Léon-Claude, 21 mois, entre le 9 juin 1880. Il est malade depuis l'âge de 6 mois (coxalgie à gauche). Il y a deux mois, suppuration et ouverture spontanée des abcès ; trajets cicatrisés. Il existe actuellement un abcès sessile du volume d'une noix placé en regard et au-dessus du grand trochanter. Pas d'autres maladies osseuses, pas de gourmes. Le grand trochanter est augmenté de volume. Excision d'une partie de la poche.

Examen. — Tubercules non douteux. Puits à trajet oblique. Deux à trois de ces puits s'ouvrent dans une anfractuosité de la surface interne de la poche.

Obs. XLIX. — *Abcès froid tenant à une lésion du tibia.* — Leich-münn (Charlotte), 3 ans et demi, entre le 29 avril 1879, salle Sainte-Eugénie, n° 17.

Antécédents héréditaires tuberculeux. Il y a deux mois, à la suite d'une chute, dit la mère, un gonflement s'est produit à la partie moyenne du tibia gauche. Il y a huit jours, la tuméfaction a présenté des signes d'inflammation, chaleur, rougeur, douleur, etc.

État actuel. — Il existe au tiers moyen de la jambe, loin des épiphyses, un abcès du volume d'un œuf de pigeon, fluctuant au centre, entouré d'un bourrelet qui adhère au périoste du tibia.

30 *avril.* — Ouverture de l'abcès sous le lister : cavité bien limitée de toutes parts par une membrane à surface interne grisâtre, irrégulière. Le contenu est grumeleux et offre des dépôts adhérents libres en même temps que des dépôts adhérents à la membrane. Un instant j'ai cru que l'abcès était indépendant de l'os, qui semblait partout recouvert de son périoste un peu congestionné. Mais, en un point gros comme une lentille, existait dans le tibia un trou de 2 à 3 millimètres ; par ce trou sortaient des fongosités qui se continuaient avec celles de la poche. Le stylet introduit dans le trajet rencontrait un fond dur et sonore. Autour de cette cavité, la

surface du tibia est un peu inégale et atteinte d'ostéite. Cette petite cavité du tibia paraît bien due à un tubercule osseux.

13 mai. — Deux esquilles plus petites qu'une lentille tombent en même temps que le pansement. La cicatrisation ne tarde pas à se faire.

Obs. L. — *Abcès froid symptomatique d'une lésion iliaque.* — *Phthisie pulmonaire.* — Bretnacher (Marguerite), 8 ans, entre le 8 mars 1880, salle Sainte-Eugénie, n° 15.

Abcès de la fesse ayant le volume du poing. Ouverture et excision d'une partie de la poche le 21 mars. Extraction de plusieurs esquilles de la crête iliaque : la coupe d'une de ces esquilles présente une surface jaunâtre paraissant due à une infiltration caséeuse sans raréfaction du tissu osseux.

Quelques jours après l'opération, l'enfant est prise de fièvre ; la plaie pâlit, le pus devient séreux ; mais ces modifications de la plaie paraissent tenir à la fièvre et à l'état général. En effet, nous constatons, à l'auscultation, une grande quantité de râles sibilants et sous-crépitants avec prédominance en arrière et à gauche. Il semble qu'il se soit fait une poussée tuberculeuse aiguë. Les parents emmènent leur enfant le 28 mars.

L'examen microscopique de la paroi montre l'existence de quelques follicules tuberculeux assez rares ; dans les esquilles osseuses arrachées, on trouve de l'ostéite raréfiante qu'on ne pouvait pas reconnaître à l'œil nu ; la couleur jaune mate des esquilles tenait aux éléments du pus qui sont placés dans les aréoles de l'os où ils forment des amas concrets en voie de régression. Les corpuscules osseux sont intacts.

Obs. LI. — *Mal de Pott.* — *Abcès froid de la racine de la cuisse gauche.* — *Colonnes vasculaires de la poche.* — Despotte (Thérèse), 13 ans et demi, entre le 27 avril 1880, salle Sainte-Eugénie, n° 31.

Cette jeune fille présente un mal de Pott datant de dix ans environ. Elle entre à l'hôpital pour une tumeur occupant la région sous-trochantérienne et ayant le volume du poing. L'abcès ne s'est montré que vers le mois de mars, il est symptômatique.

4 mai. — La poche est ouverte ; excision d'un lambeau de la portion la plus reculée. Ce lambeau offre comme particularité d'avoir de gros vaisseaux rouges faisant saillie sous forme de colonnes. — Guérison.

Examen histologique. — Les foyers tuberculeux ne sont pas nets ; les puits sont rares ; on pourrait douter.

Obs. LII. — *Tumeur blanche du genou.* — *Abcès froid symptomatique.* — Besnard (Félicie-Antoinette), 8 ans, entre le 16 mars 1880, salle Sainte-Eugénie, n° 33.

Peu de temps après sa naissance, l'enfant eut des abcès en avant du sternum et des côtes, ces abcès ont laissé des cicatrices. — Rougeole à 4 ans, pas d'autres maladies. — La tumeur blanche du genou gauche a commencé il y a deux ans et demi.

État actuel. — Enfant pâle, d'apparence chétive et lymphatique. *Genou gauche.* — Tumeur blanche avec fongosités, jambe fléchie, atrophie des parties molles. Au-dessus du genou, abcès plus gros que le poing faisant corps avec l'os. Dimensions comparées des deux membres :

Tibia gauche..................	22 cm. 1/4	droit......	24 cm.
Circ. du mollet gauche,.........	18 cm.	—	20 cm.
Longueur du pied gauche......	17 cm.	—	17 cm. 3/4
Circ. du pied gauche......	15 cm. 1/2	—	16 cm.

20 *mars*. — Incision de la poche (bande d'Esmarck), vaste cavité partout limitée par une membrane qui se prolonge jusqu'au creux poplité.

Examen histologique. — On voit de grosses cellules géantes au milieu de tubercules d'une netteté remarquable. Il est à noter que ces cellules géantes sont surtout nombreuses vers les points où les tubercules sont près de la paroi interne de la poche, c'est-à-dire là où ils sont en voie de transformation.

Obs. LIII. — *Abcès froid. — Ostéite chronique. — Diaphragme cloisonnant la poche.* — Noël (Eugénie), 12 ans, entre le 22 juin 1880, salle Sainte-Eugénie, n. 25.

Cette fille présente une ostéite de l'extrémité inférieure du fémur droit datant de deux ans au moins avec trajets fistuleux. — Gros fémur. — Fongosités du genou. — Cette ostéite est probablement tuberculeuse. Il y a trois mois, s'est montré un abcès froid sur le côté gauche de la colonne vertébrale, entre le bord spinal de l'omoplate et les apophyses des vertèbres. Cet abcès a aujourd'hui le volume d'une poire ordinaire ; il est allongé et probablement symptomatique d'une lésion osseuse vertébrale, costale ou scapulaire.

22 *juin*. — Excision d'une partie de la poche ; c'est l'omoplate qui est malade : bord spinal dénudé et friable.

Particularité de la poche. — La poche était divisée en deux parties par une sorte de diaphragme presque complet, sauf en un point où se faisait la communication. A l'extérieur déjà la poche présentait un aspect bilobé.

Examen histologique. — Tubercules nombreux; follicules en voie de s'ouvrir dans la cavité. Cavernes pariétales.

15 *juillet*. — L'enfant va très bien, la cavité s'oblitère.

CHAPITRE II

En faisant l'histoire générale de l'évolution des tubercules du tissu osseux, Nélaton a justement fait ressortir l'importance qu'il y avait à considérer isolément chacune des deux formes sous lesquelles se montre l'affection tuberculeuse. « Tantôt, dit-il (1), la matière tuberculeuse se trouve rassemblée en un ou plusieurs foyers creusés dans l'épaisseur du tissu osseux (*tubercules enkystés*), tantôt, elle est infiltrée dans les cellules du tissu pongieux (*infiltration tuberculeuse*). » Cette distinction est fort importante sans doute, elle repose pourtant sur quelque chose d'arbitraire. Ces amas caséeux, ou cette matière jaunâtre que Nélaton compare à du mastic vitrier, qui se trouve contenue dans une cavité de l'os, ne s'est pas constituée d'emblée sous cette forme. Elle n'accuse dans aucun de ses éléments pas plus que dans leurs rapports réciproques, dans leur mode d'association en un mot, rien qui puisse la distinguer du pus concret par exemple. C'est donc, uniquement, un produit de déchéance dont la nature pourrait être à bon droit contestée, si l'on ne savait pas qu'il a existé une phase antérieure où l'évolution montre tous les degrés intermédiaires, depuis un état beaucoup plus élémentaire jusqu'à la période de destruction et de déchéance précédente. Le tubercule enkysté n'est en définitive qu'une caverne tuberculeuse, caverne qui peut être réduite aux proportions d'une simple ulcération si le siège en est à la surface de l'os, et même d'un trajet en cul-de-sac dans d'autres circonstances.

La présence de granulations tuberculeuses isolées ou agglomérées que l'on peut constater à l'œil nu, l'existence de tuber-

____

(1) *Recherches sur l'affection tuberculeuse des os par Nélaton*, thèse de Paris, 1836.

Pl. VIII.

Fig. 1.

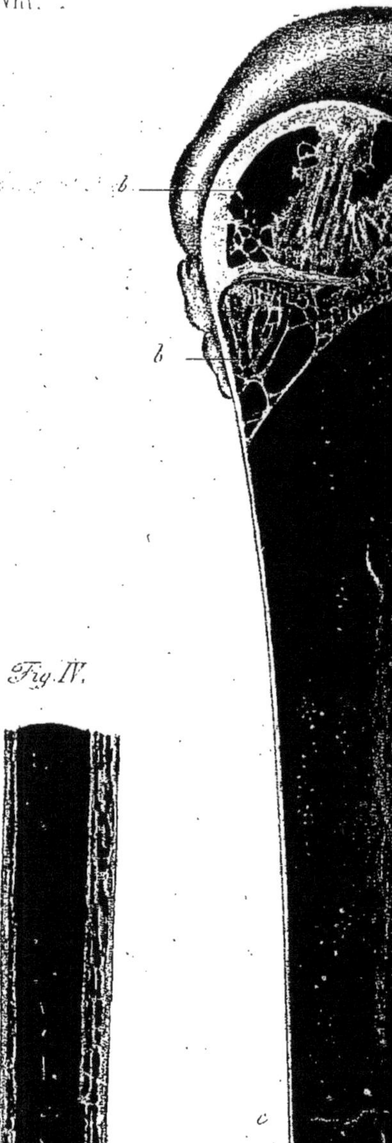

Fig. IV.

Fig. II.

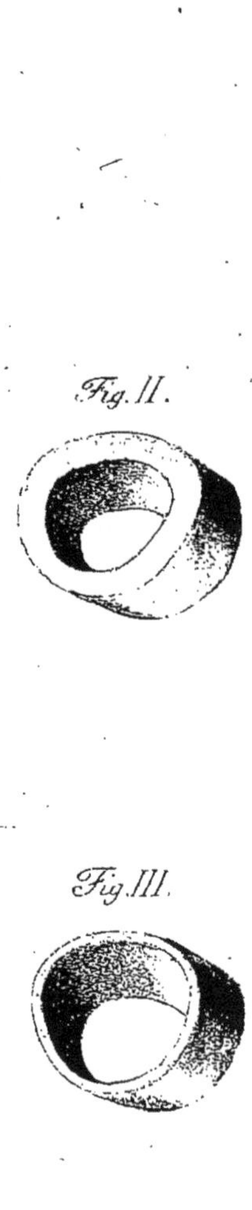

Fig. III.

Nicolet ad nat. pinx.

P. 137.

cules plus élémentaires encore révélés par l'inspection microscopique, sont en réalité les caractères exclusifs sur lesquels
doit reposer toute distinction, et qui doivent être le point de
départ de toute étude rationnelle de l'affection tuberculeuse
des os. Ce point admis, les difficultés vont surgir, car la
question se complique de conditions nouvelles qui la rendent plus obscure. Une succession d'actes s'ajoute, en effet,
d'habitude au travail néoplasique et lui est comme associée dès
son apparition. Il en résulte la formation d'états anatomiques
plus ou moins complexes, qui rendent l'appréciation des faits
d'autant plus difficile que les granulations tuberculeuses, poursuivant leur évolution, peuvent disparaître ou ne plus être reconnaissables, tandis que ces nouveaux états persistent et se
présentent sous différentes formes; on croit alors à une autre
affection que l'affection tuberculeuse. Ces complications, liées
au développement des granulations tuberculeuses, la carie
entre autres, ont été mentionnées par Delpech, Nélaton, Nichet et d'autres auteurs encore; mais elles sont considérées
par eux comme rares et presque à titre d'exception. Nous verrons plus loin que cette croyance a beaucoup contribué à res-
treindre le champ de l'affection tuberculeuse des os; pour le
moment, établissons l'aspect sous lequel se présentent les granulations proprement dites (1).

Ranvier, a fait ressortir la fréquence de ces granulations, en
cherchant dans les os de phthisiques qui avaient succombé sans
présenter d'ailleurs, pendant leur vie, aucun signe apparent indiquant l'existence de ces granulations. Il en a trouvé chez l'adulte,
six fois sur vingt, et il a en même temps reconnu que les os à
moelle rouge, le sternum, les côtes, les corps vertébraux, sont les
plus sujets à cet envahissement. Cet exemple était à suivre, et

---

(1) Pl. VIII, fig. 1. Coupe longitudinale du fémur chez un coxalgique. Le tissu
compacte de la diaphyse est très aminci; le tissu spongieux de l'épiphyse inférieure
est aussi très raréfié; — *a, a*, granulations tuberculeuses; — *b, b*, cavités produites
par le travail de raréfaction; — *c*, diaphragme osseux; — *d*, petit corps d'apparence
cartilagineuse.

Fig. II et III. Coupes du fémur précédent et du fémur sain.

Fig. IV. Coupe du tibia (tumeur blanche du genou). — *a, a*, granulations tuberculeuses.

sur les cadavres de sujets qui avaient succombé à des tumeurs
blanches, dont il n'était pas possible d'établir la nature à
l'œil nu à cause de la complexité des désordres, nous avons
cherché sur des os éloignés et nous avons en effet trouvé
fréquemment dans les corps vertébraux, dans l'os iliaque et
le sternum, des marques de la tuberculose qui n'avaient
encore donné lieu à aucun phénomène évident. A une période
éloignée du début du mal, les granulations ne sont plus d'habitude reconnaissables, et elles n'existent même plus lorsque
l'affection tuberculeuse reste locale et bornée à l'extrémité
d'un os. On peut les rencontrer à côté dans le canal médullaire, en plein tissu de la moelle ou accidentellement encore
dans les cellules du tissu spongieux. Les planches VIII et XI
les montrent très clairement. L'un des sujets ayant succombé
à une méningite tuberculeuse, nous avons encore trouvé dans
son métatarsien une infiltration purulente de l'os ; chaque granulation, et elles étaient confluentes dans ce cas, était devenue
l'objet d'une caséification rapide (pl. XI, fig. 2).

Considérées isolément, les granulations visibles à l'œil nu
forment une petite tache circulaire ou ovoïde d'un demi-
millimètre à un millimètre de diamètre ; elles sont translu-
cides ; leur centre est plus opaque. On les trouve disséminées
dans la moelle rouge, ou au contraire agglomérées et confluentes. Dans ce dernier cas elles peuvent occuper une portion notable du tissu de la moelle, plusieurs centimètres par
exemple. Nous avons vu toute la cavité phalangienne d'un spina
ventosa remplie par une moelle décolorée et sèche, qui sortait
par un orifice de perforation du tissu compact pour se conti-
nuer avec des fongosités extérieures. En dissociant cette moelle,
on y remarquait déjà de petits points opaques ; l'inspection
microscopique démontra plus tard que la moelle était remplie
de tubercules élémentaires, de follicules à plusieurs degrés de
leur évolution. Dans le tissu spongieux des épiphyses comme
dans les corps vertébraux, les granulations se présentent encore

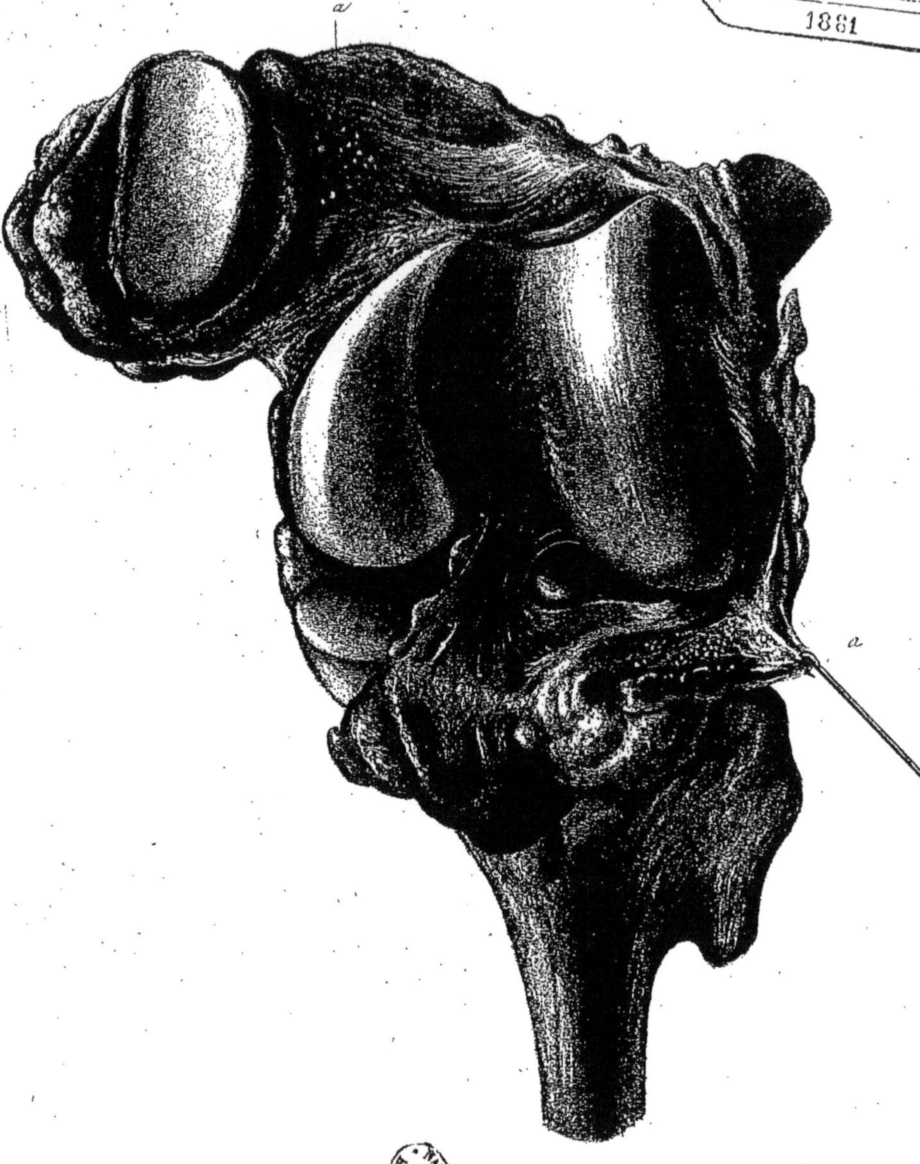

*Tumeur blanche du genou : L'articulation est ouverte et la rotule relevée pour
montrer les fongosités de la synoviale. Des groupes de granulations a, a apparaissent
dans les fongosités.*

sous ces deux états et lorsqu'elles infiltrent une portion du tissu
osseux, elles vont bientôt constituer des taches que nous examinerons un peu plus loin. Si les modifications ultérieures n'avaient
trait qu'aux métamorphoses qui vont s'accomplir dans ces produits néoplasiques, la description n'éprouverait pas d'embarras.
Mais la moelle, le périoste, le tissu osseux, les cartilages voisins
sont le siège d'altérations concomitantes qu'il est d'autant plus
important de connaître, que dans la tuberculose limitée elles
seules persisteront à un moment donné, alors que toute trace
de tubercules a disparu au moins sur place, dans l'endroit primitivement atteint.

Activité de la moelle, ostéite raréfiante. — Au voisinage des
granulations tuberculeuses, la moelle est le siège d'une proliché-
ration active, ses éléments reviennent à l'état embryonnaire
et ce travail s'étend quelquefois assez loin. Il a pour conséquence l'agrandissement des cavités osseuses voisines; les parois osseuses de ces cavités sont rongées et disparaissent sans
laisser de traces. En un mot, on se trouve en présence d'une
ostéite raréfiante de voisinage. Le microscope démontre que
cette ostéite est un fait constant, et, pour lui donner plus d'importance, Ranvier, qui en a bien tracé les phases, la met sous la
dépendance de l'irritation formatrice ou créatrice des granulations. L'ostéite, en un mot, précéderait de quelques instants
l'apparition des tubercules. Ce n'est évidemment là qu'une
hypothèse, et, s'il est difficile de dire lequel des deux phénomènes a précédé l'autre, leur simultanéité n'en reste pas moins
comme un fait acquis dont l'importance ne saurait échapper.
Cette ostéite raréfiante ou destructive se traduit par un agrandissement très visible à l'œil nu des cellules du tissu spongieux; le même phénomène se propage quelquefois jusqu'au
canal médullaire dont les fines cloisons disparaissent sans
laisser de traces. L'intérieur de ce canal se trouve plus lisse
et, continuant à s'agrandir aux dépens du tissu compact
qui disparaît par résorption, il peut réduire à des dimen-

sions très exiguës l'écorce compacte des os longs. Dans plusieurs de nos observations nous avons fait cette remarque en examinant comparativement les os similaires, et le dessin de la planche VIII, fig. 1, est un exemple frappant de cette diminution d'épaisseur. Cette variété d'ostéite raréfiante est une des causes de la fragilité des os longs, fragilité qui les expose aux fractures, lorsqu'on veut redresser trop brusquement des membres qui ont, dans ces conditions, une attitude vicieuse.

Ainsi les cavités osseuses s'agrandissent dans les points envahis par le néoplasme tuberculeux, et l'on trouve autour de lui tout d'abord une zone excentrique de couleur rouge d'autant plus marquée que le point occupé par les granulations est plus pâle. Cette ostéite ne reste pas longtemps limitée ; elle s'étend et se propage, peut-être parce qu'elle est provoquée par de nouvelles poussées tuberculeuses ou uniquement par le fait de l'intensité de l'irritation périphérique. Elle peut ainsi envahir la presque totalité d'une épiphyse, se cantonner dans une région de ces éminences, ou se propager encore du côté de la diaphyse. On voit de suite toutes les conséquences qui vont en résulter pour les cartilages diarthrodiaux et épiphysaires et par suite le danger qui menace les articulations.

Mais, avant d'en parler sommairement, il est nécesaire de compléter cette étude de l'ostéite raréfiante secondaire qui ne se révèle pas toujours avec les mêmes caractères. Pour mieux en apprécier les variétés d'aspects, on doit se rappeler que la marche de cette ostéite est essentiellement lente, d'une durée de plusieurs années quelquefois, et qu'elle trouve chez les jeunes sujets, qui y sont infiniment plus exposés que les adultes, des os en pleine activité d'accroissement.

Cela dit, si l'on fait au couteau des coupes variées d'une épiphyse qui présente des granulations tuberculeuses, voici quelles en sont les apparences diverses ; une pièce peut ne pas les présenter toutes, bien qu'on les trouve fréquemment associées ; mais, en faisant plusieurs examens, on reconstitue facilement la série.

Pl. X.

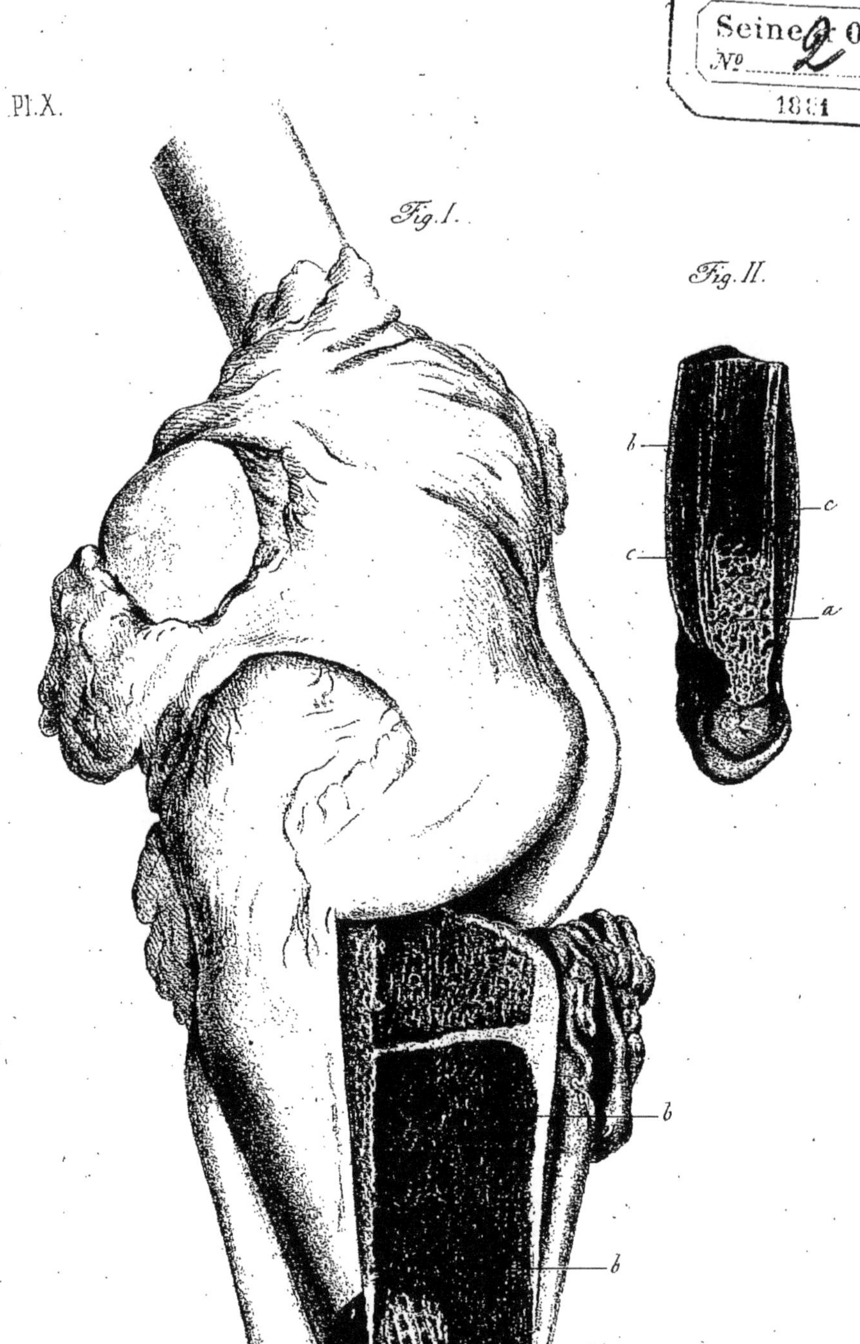

Fig. I. Coupe du tibia de la planche IX (granulations de la synoviale). a, tache d'un
blanc légèrement jaunâtre; état précurseur d'une mortification prochaine; b, b,
cavités d'ostéite raréfiante.

Fig. II. Coupe de l'humérus; a, séquestre résultant de granulations confluentes. b, os
ancien. c, c os nouveau engaînant l'ancien.

P. 134.

Nous avons déjà parlé d'une coloration rouge plus ou moins intense qui se présente sous forme de taches plus foncées que ne l'est comparativement le côté sain. C'est la coupe qui donne cette apparence de taches, car en réalité une certaine épaisseur du tissu spongieux est atteinte. Pour que cette augmentation de couleur ait une valeur positive, il faut qu'elle concorde avec un agrandissement des aréoles de l'os; cet agrandissement est en effet un caractère décisif de l'ostéite.

Quelquefois la coloration est plus intense et l'os prend, par places, une couleur lie de vin qui ne disparaît plus par le lavage. La moelle dans ces cas paraît exubérante et elle peut présenter le même aspect dans le canal médullaire, dans d'autres os éloignés. Bonnet a décrit cette apparence sous le nom de bouillie splénique ; mais elle avait été signalée avant lui par Nichet, et elle a été l'objet de recherches intéressantes de Gonzalès Echeverria et de M. Robin (*loc. cit.*).

A côté de ces aspects, il en est d'autres qui frappent par leurs dissemblances avec les précédents. Ici, le tissu aréolaire se décolore et il prend une teinte d'un jaune clair, comme huileux ; à côté, il se trouve rempli par une substance gélatineuse, adhérente, demi-transparente, d'un gris vitreux. Près de la surface enfin, dans les points où les cartilages sont détruits, il peut exister de véritables ulcérations de l'épiphyse dont le fond est formé par les cellules osseuses agrandies pleines de pus ou d'une sanie purulente noirâtre, qui a coloré dans le même ton les cloisons osseuses où elle est renfermée. Enfin, au milieu de toutes ces altérations on voit des cavités pleines de fongosités qui se continuent avec les fongosités de parties molles voisines.

Quelques-uns des états anatomiques précédents sont suffisamment définis par leur aspect sans qu'il soit besoin d'insister plus longuement.

C'est ainsi, par exemple, que la couleur jaune ou l'état huileux indiquent une transformation anticipée de la moelle, une vieillesse de cause pathologique, ou mieux une dénutrition. Étudiée avec soin par le professeur Richet, cette transformation a été depuis reconnue bien des fois dans les tumeurs blanches, et on l'a trouvée non seulement dans les os atteints, mais encore dans les os éloignés où elle coïncide avec une friabilité spéciale de ces os. Elle se rencontre également dans l'affection tuberculeuse non seulement au voisinage des lésions locales, mais sur l'autre extrémité de l'os ainsi que dans les os voisins. Dans le fémur représenté pl. VIII, fig. 1, on voit la moelle infiltrée de granulations miliaires, la partie supérieure de cet os présente les lésions de la carie vulgaire, et l'articulation est détruite en grande partie par des fongosités. L'extrémité inférieure se trouve tellement raréfiée qu'on voit dans l'épiphyse des cavités du volume d'un haricot. Ces cavités sont remplies d'une moelle d'un jaune clair, presque liquide, et le tissu osseux présente une friabilité excessive. La rotule du même membre ainsi que la plupart des os du pied offrent une raréfaction identique et un contenu semblable ; la rotule en particulier est presque réduite à sa coque cartilagineuse.

L'altération gélatiniforme de la moelle, mentionnée surtout par les auteurs allemands, Volkmann, Billroth, se rencontre encore assez fréquemment dans l'affection tuberculeuse. Nous ne l'avons jamais trouvée dans la moelle du canal médullaire, mais seulement dans celle du tissu spongieux. La moelle gélatiniforme est remarquable par son aspect demi-transparent, par sa couleur d'un gris jaune, par sa consistance plus grande et par son adhérence aux cloisons des cellules osseuses. Celles-ci sont généralement très agrandies, de telle sorte que la moelle, sous la forme précédente, paraît remplir des cavités très spacieuses relativement aux cavités voisines. La moelle gélatiniforme contient peu de médullocèles et les myéloplaxes n'y sont que tout à fait à l'état d'exception ; elle est exclusivement constituée par un tissu conjonctif myxomateux absolument comparable à celui de la gélatine de Wharton ; en quelques points le tissu conjonctif est mieux formé, il est parvenu à un degré plus complet de développement. Si l'on voulait donner une signification à cette transformation gélatiniforme, on doit la considérer comme accusant franchement une tendance vers la réparation des désordres provoqués par l'irritation destructive; mais il n'est pas facile de dire quelle en est l'origine et ce qu'est devenue la moelle dans les régions où elle la remplace; aussi doit-on se borner à voir en elle une organisation qui n'a rien de défavorable, qui ne peut que concourir à la cicatrisation des désordres produits. Au surplus, puisque nous parlons ici de tissu conjonctif, il nous paraît utile de faire remarquer l'influence que l'irritation exerce sur l'apparition de ce tissu dans les os en voie d'accroissement, sinon dans ceux qui ont achevé leur développement. On sait qu'à l'état normal le tissu conjonctif n'existe pas dans les os en dehors des parois des vaisseaux et des fibres de Sharpey. Or, maintes fois, dans le spina ventosa, dans les ostéites tuberculeuses épiphysaires du tibia, nous avons constaté dans le canal médullaire et surtout au voisinage du cartilage de conjugaison, l'existence de réseaux assez abondants de tissu conjonctif, dans les points où l'irritation formatrice médullaire est active.

Nous n'avons pas l'intention de reprendre en sous-œuvre toutes les particularités que comporterait l'étude de l'ostéite raréfiante; nous ne suivrons donc pas plus loin les conséquences qu'elle peut entraîner dans le tissu osseux, suppurations partielles, formations de petits séquestres, ulcération à la surface des os, etc., etc.

Nous ne nous occuperons pas davantage des modifications des cartilages articulaires ou épiphysaires qui se lient de la manière la plus directe à ce travail de destruction des os. Un seul point nous arrêtera. On a vu comment l'ostéite raréfiante vient s'ajouter comme complément inévitable et initial à la néoformation tuberculeuse; mais elle n'apparaît tout d'abord que comme un accident borné à une zone peu étendue autour des granulations. Faut-il considérer l'extension que prend ultérieurement cette ostéite et qui est telle parfois, que le tissu compact d'un os long est perforé ainsi que le spina ventosa en fournit la preuve journalière, faut-il considérer, dis-je, que cette extension est liée au développement simultané de nouvelles granulations tuberculeuses ? Cela est possible, mais nullement nécessaire et ne doit pas arriver dans la majorité des cas. Il est vrai que, lorsque l'évolution tuberculeuse s'arrête et borne ses effets à la formation d'une caverne par exemple, l'ostéite périphérique se limite au pourtour de cette cavité ; elle change de forme même en amenant au lieu d'une raréfaction une condensation de l'os qui dénote une tendance favorable à la réparation et qui est un acheminement vers la cicatrisation de la caverne. Il est encore vrai que les recherches de Köster, auxquelles il faut ajouter les observations de Cornil, Laveran, Brissau et les nôtres, ont fait voir avec quelle facilité se fait la genèse des tubercules élémentaires dans les synoviales ; d'autre part l'examen des abcès ossifluents dont nous avons donné plus haut l'analyse témoigne de la fréquence extrême de tubercules élémentaires dans la paroi de ces abcès. Ce sont certes de très bonnes raisons pour subordonner l'ostéite avec les désordres qui l'accompagnent à des poussées successives de tubercules élémentaires. Pourtant la chose n'est nullement démontrée ; d'ailleurs, la démonstration est difficile à donner parce que les granulations tuberculeuses comme les tubercules plus élémentaires, se transforment plus ou moins vite, et, parvenus à leur période de destruction, ils disparaissent au milieu des autres produits de la suppuration ; leurs débris tombent avec eux dans les articulations ou dans les abcès ossifluents. De telle sorte qu'à une période avancée on ne rencontre plus dans les épiphyses, au moins à l'œil nu, les caractères certains de la tuberculose ; l'examen microscopique est nécessaire pour faire reconnaître les tubercules élémentaires dans les fongosités des ulcérations ou des cavités osseuses, et cet examen lui-même

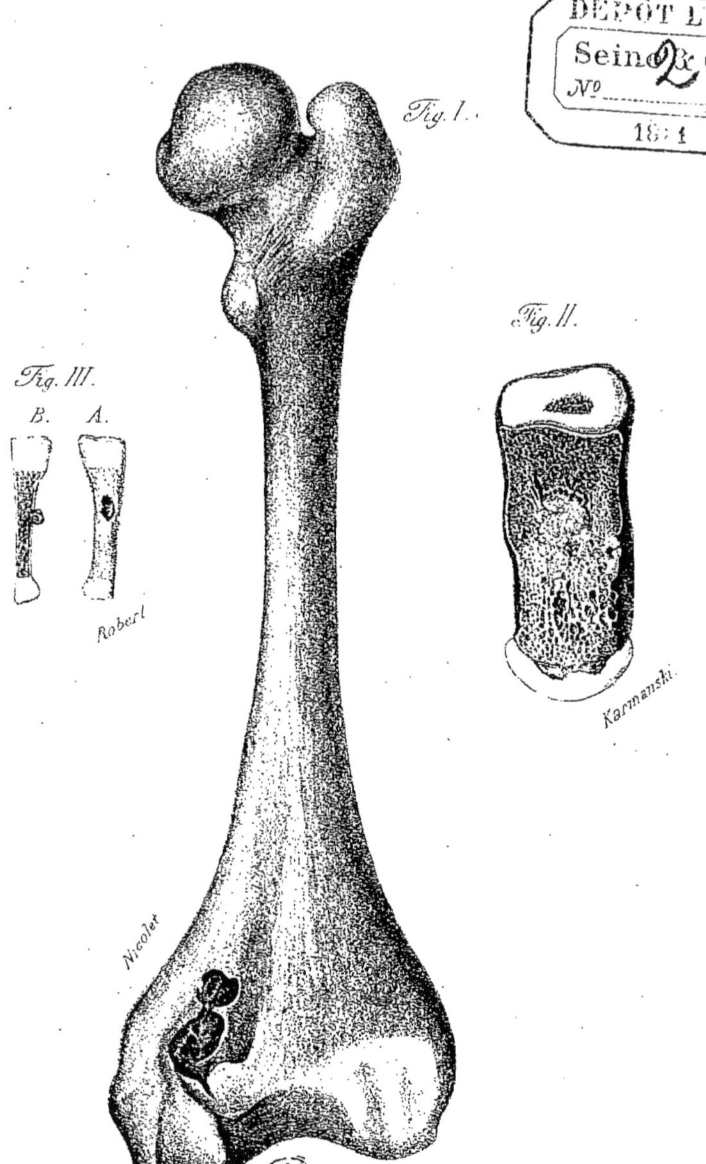

Fig. I. Cavité de l'extrémité inférieure du fémur remplie d'une matière caséeuse épaisse.

Fig. II. Coupe longitudinale d'un premier métatarsien. Nombreuses granulations opaques et puriformes dans les alvéoles agrandis du tissus spongieux.

Fig. III. A. Spina ventosa avec perforation de la diaphyse.

B. Coupe de la phalange précédente, montrant la moelle qui fait irruption par l'orifice de la perforation.

peut ne rien donner lorsque la période destructive a atteint son dernier terme. C'est pour cela qu'il est indispensable de compléter ces recherches par l'examen de la moelle voisine du canal médullaire, et même par celui d'os éloignés qui ne sont nullement en cause ; il est encore plus nécessaire de faire une étude minutieuse des parties molles qui ont été l'objet d'un travail de propagation et de chercher dans les fongosités ou dans les parois des abcès ossifluents l'existence des tubercules élémentaires.

CONTINUATION DU TRAVAIL DE DESTRUCTION.

Ulcérations des os, cavités osseuses avec ou sans séquestre, per-forations, fistules osseuses. — Nous nous sommes attaché à déterminer dans les considérations qui précèdent le rôle important que joue l'ostéite raréfiante, dès l'apparition du néoplasme tuberculeux ; chemin faisant, nous n'avons fait que signaler certains états qui s'y rattachent directement. L'agrandissement des cellules de l'os par fusion de plusieurs de ces cellules en une seule, peut prendre par exemple de telles proportions, que l'on a sous les yeux des cavités plus ou moins considérables, dont la forme irrégulière rappelle bien le mécanisme de leur formation (fig. 5). A côté de ces cavités on trouve à divers degrés des dilatations plus ou moins prononcées ; ce sont des cavités plus petites qui ont jusqu'à trois, quatre et cinq fois plus d'étendue que les cellules normales de l'os. La série se suit donc sans interruption, et on ne peut avoir aucun doute sur l'origine de ces divers états. Mais l'affection tuberculeuse présente d'autres procédés qui conduisent par un mécanisme différent à la formation de cavités analogues ; pour en avoir une idée nette, il est indispensable de faire un retour sur l'évolution du produit tuberculeux lui-même.

Comme nous l'avons déjà dit au début de ce chapitre,

ce qu'il faut considérer surtout, c'est l'évolution des granulations tuberculeuses. Elles se présentent sous deux états bien
distincts qu'on doit considérer à part ; l'état d'agglomération et
l'état d'isolement. Les granulations agglomérées correspondent
à ce que Nichet, Nélaton, et tous les auteurs depuis, ont décrit sous le nom d'infiltration tuberculeuse ; à un premier degré l'infiltration est demi-transparente, à un second elle est
puriforme ou opaque. Nélaton a parfaitement analysé les caractères du tissu osseux qui est le siège de ces infiltrations, et on
peut avec lui les résumer ainsi : L'infiltration opaque ou puriforme à laquelle aboutit toujours l'infiltration demi-transparente se distingue : « 1° par la teinte jaune mate que présentent
les portions infiltrées ; 2° par l'absence des vaisseaux sanguins ;
3° par l'hypertrophie interstitielle du tissu osseux. » On pourrait discuter le troisième de ces points, qui est loin d'être
constant ainsi que Nichet l'avait déja noté dans ses observations,
mais il n'a qu'une importance tout à fait secondaire à côté de
l'absence de vascularité ; ce second point, inaperçu jusqu'aux
travaux de Nélaton, indique déjà la mortification du tissu osseux. La nécrose, il est vrai, ne sera complète que par un travail ultérieur de séquestration en vertu duquel la séparation
entre les parties frappées de mort et les parties voisines s'opérera régulièrement, mais ce travail n'offre rien de particulier
dans les os ; il est là ce qu'il est partout ailleurs, et il aboutit
en définitive à la formation d'une cavité dans laquelle se trouve
un séquestre ; la paroi osseuse de la cavité se complète par
l'organisation d'une membrane pyogénique qui a les caractères
ordinaires des membranes de cet ordre. Le séquestre tuberculeux formé dans ces conditions présente les caractères du
tissu osseux ou il offre une densité plus grande, ce que Nélaton
appelait une hypertrophie interstitielle, qui le rend quelquefois
comparable à de l'ivoire ou à du tissu compact ordinaire. Mais
le professeur Robin a fait voir que cette hypertrophie tenait
uniquement à l'accumulation de sels calcaires dans les canaux

de Havers, dans les cellules du tissu spongieux, et non à une néoformation osseuse. Au surplus, cet état d'hypertrophie n'est pas constant, et nous avons vu de ces séquestres qui présentaient plutôt, après dessiccation, une disposition inverse. Quand on les examine en effet à l'état récent, ils ont une couleur d'un jaune mat, et ils paraissent absolument pleins ; les cellules

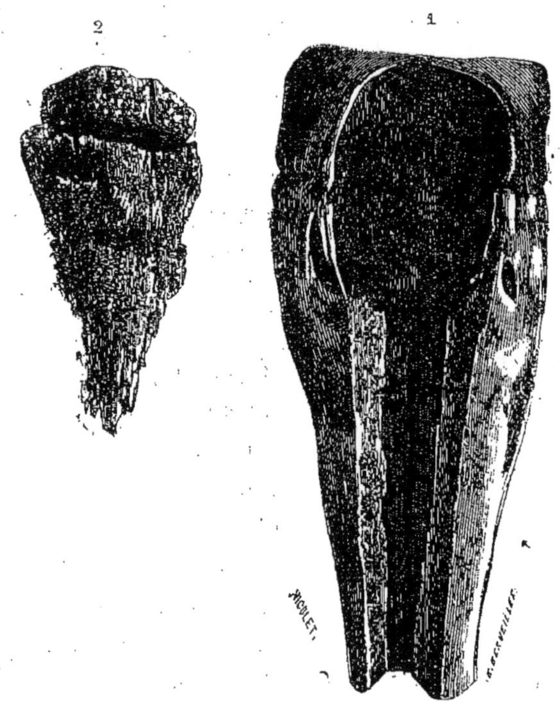

Fig. 3.

1, cavité tuberculeuse du tibia. — 2, séquestre de cette cavité.

du tissu spongieux sont remplies par une matière qui ne se détache pas au lavage. Ils perdent cette apparence en séjournant dans le pus ou les liquides de la cavité qui les renferme, ils noircissent par le sang, par l'action de l'air, et leur véritable texture, sans hypertrophie, se révèle alors. On peut voir (fig. 3) un exemple remarquable de séquestre comprenant

une grande partie de l'épiphyse du tibia ; le cartilage épiphysaire était compris dans cette distribution très étendue de l'infiltration tuberculeuse, il a partiellement disparu, de telle
sorte que le séquestre comprend deux parties, le noyau épiphysaire proprement dit, et une portion notable de l'épiphyse
jusqu'au canal médullaire.

Les cavités formées par ce mécanisme de l'infiltration
tuberculeuse ont été décrites surtout dans les vertèbres et
accessoirement dans d'autres os ; mais on les y rencontre
cependant assez souvent et j'en rapporte des observations dans
le tibia, l'humérus, le fémur. Dans les petits os longs comme
les phalanges, elles peuvent occuper presque toute la longueur
de ces os, et j'ai retiré une fois un séquestre de presque toute
la première phalange compris dans un nouvel os qui lui formait
un étui presque complet. La paroi interne du nouvel os n'était
qu'une cavité purulente.

Ces cavités, placées dans les épiphyses, sont indépendantes
du canal médullaire ou elles aboutissent jusqu'à ce canal.
Elles sont sans rapport avec les jointures (fig. 3) ou elles s'ouvrent dans les articulations par une large ouverture (fig. 4),
par un petit orifice. Enfin elles communiquent souvent avec
la cavité des abcès ossifluents. L'élimination spontanée des séquestres ou leur extraction par une intervention chirurgicale
se trouve facilitée par l'existence de ces voies de dérivation.
Mais la cicatrisation de ces cavités n'est pas toujours obtenue
pour cela. Le volume de la cavité, son siège, l'état du tissu osseux autour d'elle, constituent quelquefois un ensemble de circonstances qui portent entrave à tout effort de réparation ; la
cavité persiste sous forme d'abcès chronique ou de kyste ; et,
longtemps après une première atteinte de tuberculose locale,
on voit des sujets se présenter à l'observation avec des phénomènes insolites qui créent les plus sérieuses difficultés d'interprétation si leur passé n'est pas l'objet d'une investigation sévère. Pour avoir quelques données d'une exactitude assez

rigoureuse, l'observation doit s'entourer de toutes les garanties qui, de près comme de loin, peuvent rendre la solution plus aisée.

Les cavités tuberculeuses des os, véritables cavernes d'ailleurs, ne renferment pas toujours un séquestre qui en reproduit plus ou moins exactement la forme. Leur contenu consiste

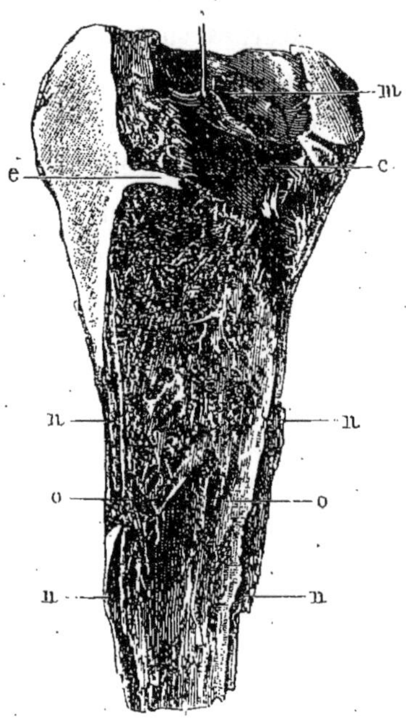

Fig. 4.

Cavité tuberculeuse du tibia ouverte dans l'articulation du genou. — *c*, cavité. — *m*, membrane qui tapisse la paroi de l'excavation. — *e*, cartilage de conjugaison. — *n, n*, nouvel os. — *o*, os ancien.

souvent en une matière caséeuse sèche et demi-solide, ou plus molle et en voie de liquéfaction ; aucune parcelle osseuse ne se retrouve dans cette substance ; tel est le cas de l'observation dont la figure reproduit le dessin. Comme les précédentes, ces cavités sans séquestres ont pour siège de prédilection les épiphyses, mais on en rencontre aussi dans les os longs, en plein tissu compacte, dans le tissu spongieux des os courts.

Leur origine ne peut être contestée qu'à la condition de refuser à ce contenu caséeux une origine tuberculeuse ; or, comme on trouve dans d'autres parties de l'os, dans la paroi des abcès qui en émanent, l'existence de granulations ou de tubercules élémentaires, le doute n'est plus permis. Mais si sur ce point il ne saurait s'élever de difficultés aujourd'hui, on n'a pas pour cela résolu la question du mécanisme par lequel s'opère la destruction osseuse et se fait l'accroissement de la caverne. L'examen de la paroi osseuse qui limite la cavité est instructif à cet égard. L'excavation est en général arrondie, lisse, ou inégale et anfractueuse ; de petites crêtes, des aiguilles osseuses proéminent dans son intérieur. C'est à peine si on découvre une vascularisation plus apparente qu'elle ne doit être, dans le tissu osseux qui borde l'excavation ; et au delà de cette zone, qui n'est pas toujours apparente, l'os paraît sain. L'inspection microscopique fournit des notions plus précises ; le bord de l'excavation présente ces inégalités, ces festons qui sont en quelque sorte caractéristiques de l'ostéite, et qui attestent que l'os se détruit comme s'il était rongé par la prolifération des éléments médullaires. Les canaux de Havers les plus voisins sont agrandis, remplis de noyaux embryonnaires, et une partie de leur contour fait quelquefois paroi de la cavité. Notons en même temps qu'au delà de cette zone inflammatoire d'ostéite raréfiante, le tissu osseux, bien qu'il ait l'apparence de l'état normal, a parfois subi certaines altérations. Il est aussi l'objet d'un travail qui aboutit à un état inverse de la raréfaction. L'irritation étant moins active que dans la zone inflammatoire proprement dite, il se forme de l'ostéite productive ou condensante. C'est ce qu'il nous a été donné d'observer dans un corps vertébral où se trouvait une caverne assez étendue. Le tissu osseux de ce corps vertébral présentait déjà, à la coupe au couteau, une résistance plus grande ; les aréoles étaient plus fines, plus ténues et la coupe générale présentait une coloration rouge beaucoup moins marquée que dans les corps vertébraux voisins. L'explication de cet aspect

nous fut donnée par le microscope qui vint révéler une ostéite
condensante des plus nettes dont je possède le dessin.

Ainsi, tandis que les granulations tuberculeuses suivent ces
transformations dont l'état caséeux est le dernier terme, l'ostéite raréfiante, toujours liée à leur existence, détermine autour
d'elles ces destructions irrégulières et sans séquestre proprement dit, qui aboutissent à des excavations plus ou moins étendues. L'enkystement de la matière tuberculeuse se fait donc

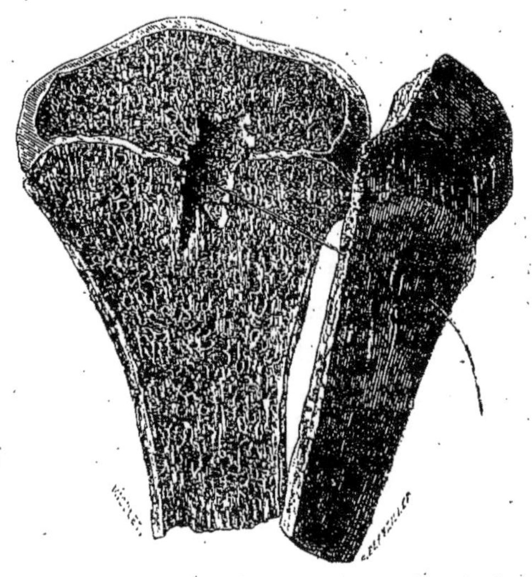

Fig. 5. — Cavité tuberculeuse du tibia ouverte à la surface de l'os; une ostéite
raréfiante très accusée se voit dans l'épiphyse.

dans ce cas en vertu d'un travail d'ostéite raréfiante, et si la
tuberculose reste circonscrite, s'il ne se fait pas de nouvelles
poussées de granulations tuberculeuses, la lésion restera bornée. La cavité pourra persister de longues années sous la même
forme, ou devenir l'objet de changements qui feront d'elle un
abcès chronique, un kyste osseux.

Enfin, rappelons que, si l'ostéite provoquée primitivement
par l'apparition de granulations tuberculeuses se propage au
delà du siège du néoplasme tuberculeux, si elle prend en un
mot une extension qui n'est plus en rapport avec ce néoplasme,

elle crée dans les portions nouvellement envahies et qui sont dépourvues de tubercules, des cavités multiples et disséminées qui peuvent par fusion former une excavation considérable (fig. 5). C'est principalement dans le tissu spongieux des épiphyses que l'on rencontrera cette dernière variété de cavités, qui se distingue des deux variétés précédentes par quelques caractères. Les cavités tuberculeuses proprement dites ont un séquestre lorsqu'elles succèdent à l'infiltration tuberculeuse ; la forme de ce séquestre rappelle l'étendue qu'avait primitivement l'infiltration ; elles renferment au contraire une matière caséeuse lorsqu'elles sont le résultat de granulations isolées ; les unes et les autres sont d'habitude solitaires dans le même os. Les cavités ostéitiques simples n'ont pas de séquestres ordinairement, elles renferment du pus, des fongosités médullaires, de la sanie purulente ; elles sont en général multiples et d'inégales dimensions. Ces caractères ne sont guère tranchés et ne peuvent servir à établir des différences que dans les phases initiales de l'évolution tuberculeuse. Plus tard il est impossible de les distinguer les unes des autres.

Dans un important mémoire sur les abcès douloureux des os, M. Golay a fait une étude très complète des théories émises sur les origines de ces abcès. Après avoir successivement discuté les opinions de Nélaton, Ed. Cuveilher, Broca, Gosselin, Richet, Duplay, Desprès, M. Golay place dans une inflammation primitive du tissu spongieux dans l'ostéite, en un mot, la cause génératrice de l'abcès. « Cette ostéite, dit-il, condensante à la périphérie, raréfiante au centre, devient suppurante dans la suite, en un point circonscrit (1). »

Cette opinion, exacte pour un certain nombre de faits, ne va nullement à l'encontre de la théorie que nous avons émise sur l'origine tuberculeuse d'un groupe d'abcès chroniques.

Quelle qu'en soit l'origine, les cavernes ou les cavités osseuses d'une capacité suffisante pour ne pas être confondues

----

(1) **Golay**, *Abcès douloureux des os*, thèse de doctorat. Paris, 1879.

Fig. 1

Fig. II.

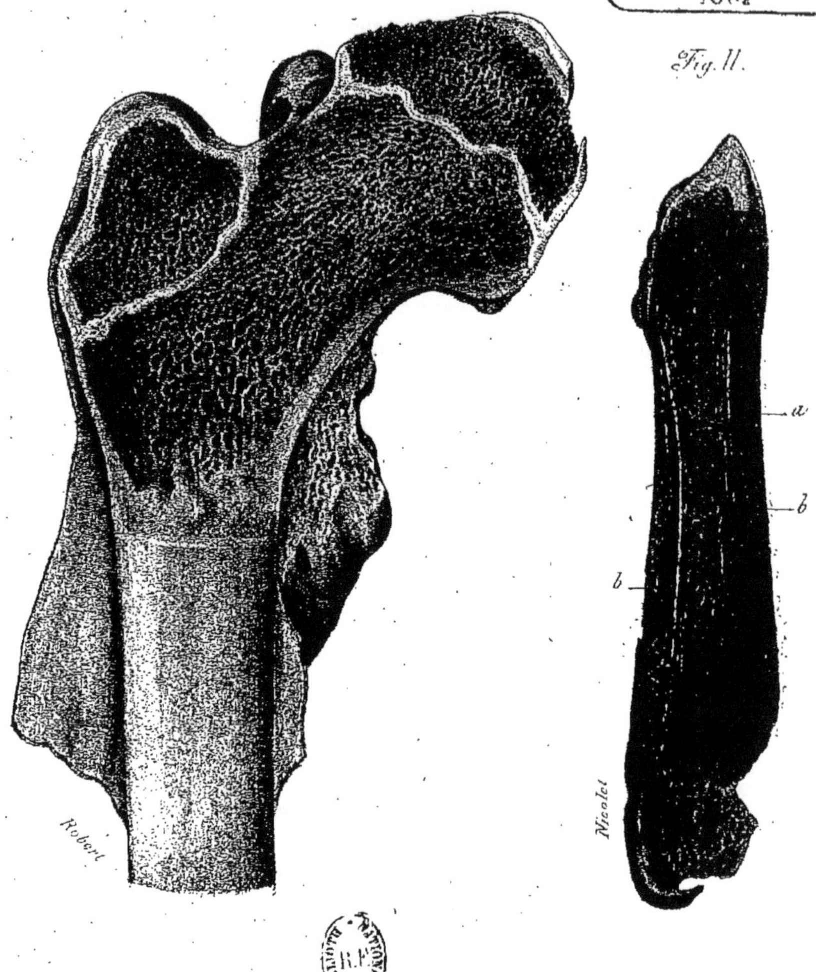

Fig. I. Coxalgie. Raréfaction du tissu spongieux épiphysaire. Agrandissement des alvéoles qui sont remplis de moelle rouge, grisâtre et gélatiniforme. La tête du fémur est ulcérée et dépouillée de son cartilage d'encroûtement. Les cartilages épiphysaires ont résisté.

Fig. II. Coupe sur l'os iliaque. Cette coupe a été pratiquée perpendiculairement et de haut en bas au niveau des fosses iliaques interne et externe d'un côté. Elle montre l'os ancien a, recouvert sur ses deux faces d'un os nouveau b, b, qui en double l'épaisseur. Le nouvel os est spongieux comme l'ancien. Coxalgie suppurée.

P. 147.

Ostéomyélite. abcès froids.
a Dr Lannelongue. 12 pl.

avec les petites dilatations aréolaires ont un siège profond ou superficiel. On pourrait donner le nom de cavernes interstitielles à la première de ces variétés. Ce qui les distingue, c'est leur isolement et l'absence de tout rapport avec la surface de l'os, au moins pendant un temps de longue durée. Cet isolement, qui les rend indépendantes quelquefois pour toujours, se trouve d'autant mieux assuré qu'il se fait à la surface de l'os, surtout chez les jeunes sujets, des néoformations osseuses tellement importantes que le volume de l'os, à ce niveau, peut être augmenté du double ou du triple et que sa configuration est entièrement modifiée.

Nous montrerons bientôt quelle est la signification de ce travail d'ostéite productive ; pour le moment nous devons nous borner à dire qu'il crée autour de la caverne, en la rendant plus profonde, plus éloignée de la surface, un nouvel obstacle à l'évacuation de son contenu. Les cavernes interstitielles indépendantes subissent des modifications sur la plupart desquelles il n'est pas nécessaire de s'appesantir longuement. La plus commune est la transformation en abcès chronique. La substance caséeuse primitive perd de ses qualités concrètes, se ramollit et se liquéfie ; une couche de bourgeons charnus dérivant du travail d'ostéite périphérique se forme et se constitue en membrane qui tapisse toutes les parois de l'anfractuosité, l'abcès est formé. Dès ce moment, plusieurs causes s'ajoutent les unes aux autres pour donner l'explication de la persistance de la cavité sous cette forme. D'une part la pression intérieure du liquide trouve dans la résistance osseuse périphérique une raison de se produire et s'oppose par suite au développement du bourgeonnement du côté de la cavité. Il est vrai qu'il doit exister dans ces collections des oscillations comparables à celles qu'on remarque dans les autres abcès du même groupe, et que le contenu peut être l'objet d'une résorption qui diminue la portée de cette pression ; mais la cavité ne rentre pas pour cela dans la catégorie commune. Ce qui manque dans ses parois, c'est une action de retrait analogue à celle qu'on remarque dans les parties molles, que ne permet pas le faible degré d'élasticité dont jouissent les os. Ce retrait est rendu d'autant plus difficile, que l'épaisseur de l'os peut être beaucoup accrue par l'addition de couches périphériques nouvelles et par une ostéite condensante interstitielle.

Il faut donc que la membrane des bourgeons charnus intérieure fasse à elle seule tous les frais de la réparation, et l'on ne doit pas oublier que cette membrane naît d'une couche osseuse où les éléments anatomiques qui pourraient subvenir à ces frais ne sont pas toujours très abondants. Le tissu médullaire proprement dit, celui qui sert à cette végétation, peut se trouver insuffisant à fournir des matériaux de prolifération, la membrane reste alors ce qu'elle était dans le principe. Impuissante à combler le grand vide de la cavité, elle s'organise en tissu fibreux. On peut conclure, de là, que la cicatrisation des cavernes, par ce procédé, réclame le concours d'une irritation périphérique assez intense, dans une partie de l'os suffisamment pourvue de tissu médullaire pour produire les matériaux nécessaires. Les cavernes qui siègent au voisinage du canal médullaire sont celles qui trouvent réunies les conditions les meilleures pour leur cicatrisation. L'excavation osseuse est quelquefois irrégulière, et nous avons montré l'an dernier à la Société de chirurgie l'extrémité supérieure d'un tibia dans laquelle la membrane molle, qui tapissait une cavité osseuse épiphysaire de récente origine, émettait plusieurs prolongements ou cloisons incomplètes qui se rendaient d'une paroi à l'autre ; l'ostéite périphérique était intense, et tout faisait croire que, dans ce cas, la réparation de l'abcès qui était en communication avec l'extérieur par une petite fistule osseuse, eût été prompte à se faire.

La guérison s'effectue par un autre procédé dans les cavités plus petites que remplit une substance gélatiniforme. Cette substance n'est pas autre chose que du tissu conjonctif à l'état de réseaux plasmatiques ; elle est la première trace d'une organisation qui se fait, et qui s'achèvera plus tard en traversant de nouvelles phases qui aboutiront à la formation de tisssu osseux nouveau. Quoi qu'il en soit de ces différents procédés de guérison, il est telles circonstances où ils ne peuvent s'effectuer, et les cavités interstitielles persistent. Ce ne sont pas seulement les vertèbres qui en fournissent des exemples, mais d'autres os, les os longs, le fémur, l'humérus, le tibia surtout ; et de même qu'on voit de vastes cavernes du mal de Pott traverser une période de plusieurs années sans donner lieu à aucun phénomène extérieur de suppuration, de même on rencontre dans le tibia ou dans la continuité des os longs des cavités dont l'origine est très ancienne. Leur présence est d'autant plus obscure qu'il n'y a pas comme dans le mal de Pott une gibbosité, un de ces effondrements, qui attestent l'étendue de la destruction osseuse. Pourtant on peut en soupçonner l'existence lorsqu'à des phénomènes généraux et locaux d'une physionomie propre s'ajoute une déformation de l'os, de vieille date, qui s'est accentuée insensiblement ou par poussées successives et comme inflammatoires, attestant par là que les parties superficielles de l'os, le périoste, ont été le siège d'une irritation éloignée qui a pour résultat la formation de nouvel os.

Ayant eu l'intention seulement d'établir l'origine tuberculeuse de ces cavités, je ne m'arrêterai pas sur les transformations que peut subir leur contenu ; il peut devenir séreux, la cavité prend l'apparence d'un kyste ; il peut disparaître en entier, la cavité devient sèche ; elle doit probablement aussi subir des alternatives de réplétion et de vacuité.

Si une cavité interstitielle ancienne peut à la suite d'un travail secondaire d'ostéite raréfiante évacuer son contenu à la surface d'un os, il est plus ordinaire de voir ce travail s'accomplir pendant la formation même de l'excavation. Les cavités en un mot s'ouvrent promptement sous le périoste ou dans la cavité articulaire voisine. Ces communications extérieures se font, tantôt par une large ouverture, tantôt par un orifice plus étroit, arrondi ou de forme irrégulière. Sur la figure 4 on voit une de ces communications avec l'articulation du genou par un orifice égal au plus grand diamètre de la cavité, la paroi est pourvue d'une membrane granuleuse ; sur la figure 5, on voit au contraire un long trajet s'ouvrant par un orifice étroit à la surface de l'épiphyse du tibia. Une cavité dans cette dernière condition engendre une fistule osseuse, et il peut arriver que le fond de la cavité ne dépasse pas les dimensions de la petite ouverture, c'est le cas de l'obs. **XLIX.**

On conçoit aisément que des cavités placées primitivement non loin de la surface de l'os se transforment ultérieurement en ulcérations superficielles ; mais on éprouve alors de sérieuses difficultés à établir quelle est de l'ostéite raréfiante, ou de la tuberculose proprement dite, leur véritable cause génératrice.

Les os plats, les os courts sont dans un ordre de fréquence beaucoup moins grand, exposés aux mêmes désordres de destruction, et les observations que je rapporte où la tuberculose est démontrée par l'examen de la paroi des abcès ossifluents est la meilleure preuve que je puisse fournir en faveur de cette assertion. La nature du mal eût été méconnue dans tous ces faits sans ce complément de recherches ; nous avons trouvé dans ces abcès ossifluents des follicules tuberculeux en plus ou moins grand nombre, et d'habitude la portion de paroi qui a été l'objet de cet examen est celle qui était la plus éloignée de la lésion osseuse. Les lésions tuberculeuses dans cette variété d'os prennent principalement le caractère ulcéreux, et la destruction est quelquefois assez étendue pour amener une perforation complète. L'os iliaque est un des os qui sont le plus sujets à ces perforations, et nous en avons plusieurs exemples ; c'est tout à fait exceptionnellement qu'un os comme une côte présente une destruction comparable à celle que reproduit le dessin de la figure 6. Généralement les ulcérations restent dans ces os beaucoup plus superficielles.

Mais ce sont surtout les phalanges des orteils et de la main,
les métacarpiens et les métatarsiens, les petits os longs, en
un mot, qui fournissent le plus grand nombre d'exemples de
perforations. L'affection tuberculeuse de ces os est très fré-
quente chez les jeunes enfants jusqu'à l'âge de douze à quinze
ans, surtout entre deux et six ans; elle offre à l'étude le plus
grand nombre des particularités qui se lient à l'histoire anatomo-pathologique de la tuberculose. Infiltrations de granulations demi-transparentes grises ou opaques (pl. XI, fig. 2),

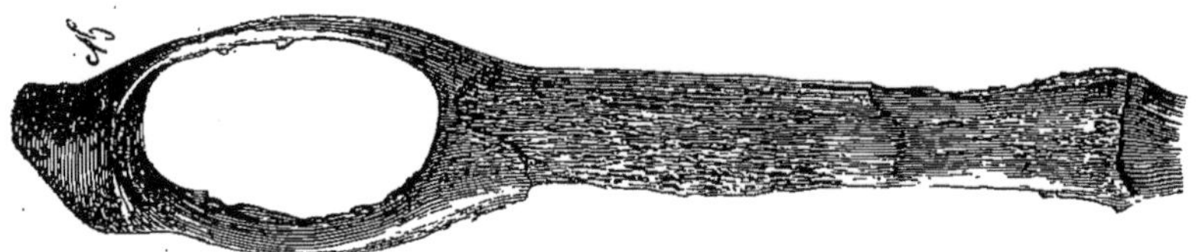

Fig. 6. — Seconde côte présentant une vaste perte de substance de forme
annulaire, près de son extrémité sternale.

formation de séquestres qui comprennent quelquefois toute
la diaphyse de ces os, raréfaction souvent très considérable
de l'os ancien, formation d'un nouvel os sous-périosté plus ou
moins important, tels sont les traits saillants et caractéristiques
de l'ostéite tuberculeuse raréfiante de ces os, que l'on désigne
habituellement par le nom de spina ventosa.

Dans le cours de l'évolution des ces phénomènes, il est presque de règle de voir le tissu médullaire bourgeonner dans l'os
raréfié et s'échapper comme à travers un cratère pour envahir les parties molles voisines. Ce tissu médullaire et les fongosités qui en proviennent est généralement infiltré de tubercules élémentaires, et, lorsqu'il aboutit à la formation d'un
abcès ossifluent, la paroi présente les mêmes éléments caractéristiques. Enfin, rappelons, en terminant, que ce sont surtout ces
affections des petits os longs, ces spina ventosa, qui présentent
cette variété d'abcès éloignés, concomitants, de même nature
que l'affection osseuse elle-même. Toutes ces considérations

tirées de l'examen direct des lésions de l'os à une époque assez
rapprochée du début, ou de l'examen des parois, des fongosités, des abcès sessiles, des abcès plus éloignés concomitants
établissent la nature primitivement tuberculeuse du spina ventosa. Cette opinion a été émise d'ailleurs par Nélaton ; mais on
ne l'avait peut-être pas suffisamment entourée d'un ensemble
de données qui fussent assez satisfaisantes pour la faire accepter.

**Ostéo-périostite productive concomitante ; formation de
nouvel os.** — Il arrive le plus souvent que l'affection tubercu-

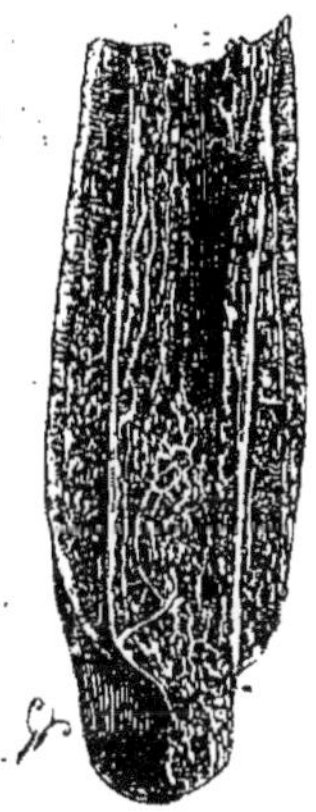

Fig. 7. — Coupe de l'extrémité inférieure de l'humérus montrant le nouvel os
autour de l'os ancien.

leuse poursuit jusqu'à son dernier terme son parcours régulier
sans amener d'autres troubles que ceux qui ont été mentionnés. C'est le cas le plus ordinaire de l'adulte. Il n'en est
pas de même chez l'enfant dont le squelette se trouve en pleine
activité de développement ; de notables changements dans les
régions qui sont le siège du néoplasme traduisent cette activité.
Pourtant le fait n'est pas non plus constant chez les jeunes
sujets, et il se produit d'ailleurs avec une fréquence relative
beaucoup plus grande sur certaines extrémités osseuses que sur
d'autres ; sans entrer dans plus de détails à ce sujet, nous pouvons dire que l'anatomie de l'extrémité osseuse en rend compte.

Delpech, et surtout Nélaton, ont accordé à ces modifications de forme leur véritable signification, en montrant qu'elles étaient subordonnées à un accroissement d'activité physiologique du périoste. Mais, privés du concours du microscope, ils n'ont pas suffisamment établi le lien qui les rattache aux lésions plus profondes.

L'irritation du périoste en vertu de laquelle il va se déposer sous cette membrane des couches osseuses de tissu osseux de nouvelle formation n'est pas, en effet, un fait isolé et indépendant. Il se lie étroitement par un phénomène de propagation au travail inflammatoire existant autour du foyer tuberculeux. L'examen microscopique de coupes comprenant toute l'épaisseur de l'os depuis le foyer jusqu'au périoste révèle, en effet, l'existence antérieure ou récente d'une ostéite dont les traces sont accusées avec la plus grande évidence.

Tantôt, c'est une ostéite raréfiante qui s'étend jusqu'au nouvel os; d'autres fois, l'ostéite raréfiante n'existe qu'au voisinage du néoplasme, tandis que plus loin on trouve au contraire une ostéite condensante avec remaniement de la texture osseuse. Mais qu'importe-t-il que ce soit l'un ou l'autre de ces états qui prédomine ; le fait existe et se propageant jusqu'à la couche sous-périostée et jusqu'au périoste lui-même, cette ostéite devient la source des productions osseuses nouvelles dont nous devons faire connaître les apparences.

Les figures 7, 8 et 9 permettront de suivre facilement la description.

L'affection tuberculeuse affecte un siège de prédilection, ce sont les épiphyses des os. Ces éminences subiront donc un changement de forme plus souvent que les diaphyses. Elles augmentent de volume par un dépôt de couches osseuses qui viennent se former successivement sous le périoste. Ces couches forment un nouvel os qui engaine l'os ancien comme dans un étui. Une coupe longitudinale ne laisse aucun doute sur cette disposition, et il est facile au moins pendant de longues années de les distinguer l'un de l'autre ; la lamelle de tissu compacte qui forme la limite de l'os ancien forme une ligne de démarcation aisément réconnaissable (fig. 7). Le nouvel os peut prendre exceptionnellement une épaisseur qui double les dimensions de l'os ancien ; il forme habituellement une couche plus mince à peine apparente dans certains cas, ayant au contraire 1 millimètre ou davantage.

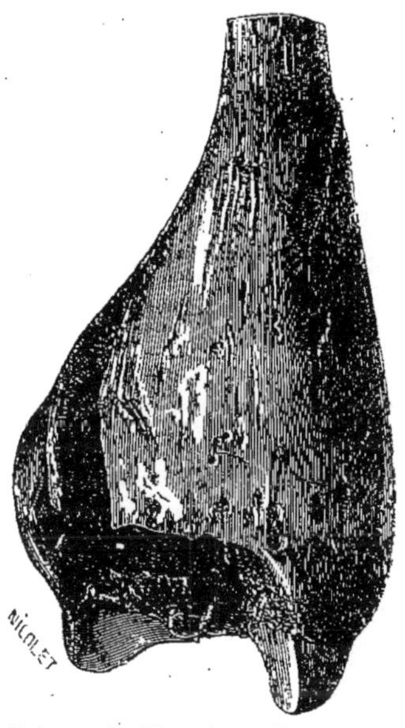

Fig. 8. — Extrémité inférieure de l'humérus. Un os nouveau engaine l'os ancien et rend cette extrémité méconnaissable. Il existe une cavité tuberculeuse centrale de grandes dimensions.

Dans le sens de la longueur, le nouvel os s'étend plus ou moins loin. Il acquiert plusieurs centimètres dans un cas, il possède beaucoup moins dans un autre ; à sa limite la plus éloignée il cesse d'exister en diminuant progressivement d'épaisseur ; il s'arrête, au contraire, brusquement au niveau du cartilage diarthrodial, et il peut avoir à ce niveau une grande épaisseur.

Lorsque les lésions tuberculeuses n'ont envahi qu'une portion de l'épiphyse, un des condyles du fémur, une des tubérosités du tibia, les néoformations osseuses ne comprennent plus

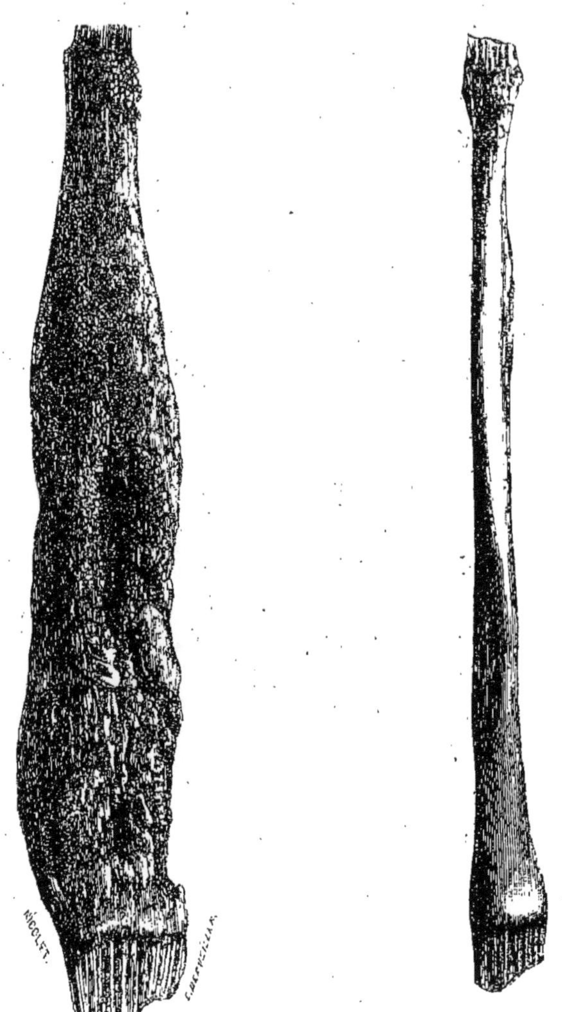

Fig. 9. — Cette figure représente les deux péronés du même sujet.

1, Péroné sain. — 2, Péroné malade; l'os nouveau occupe toute la diaphyse, sa surface est irrégulière. Au centre se trouve l'os ancien dans lequel on remarque des cavités tuberculeuses sans séquestres.

toute l'épiphyse comme précédemment; elles n'apparaissent que dans les couches superficielles voisines du siège de la lésion et leur degré de développement est subordonné à l'intensité de l'irritation du périoste. L'augmentation de volume dans une direction prend quelquefois de grandes proportions et elle frappe d'autant plus qu'elle est partielle et qu'elle n'est pas accompagnée d'un accroissement parallèle du reste de l'extrémité de l'os. On comprend, sans qu'il soit nécessaire de s'appesantir autrement, quelles doivent être les conséquences de ces changements anatomiques. La forme des extrémités des os est modifiée ; elles n'apparaissent plus avec leurs saillies ordinaires ; elles tendent à s'arrondir et c'est pour elles une difformité. Mais, ce qui est plus grave, les rapports de ces extrémités avec celles des os voisins sont quelquefois dénaturés et le jeu physiologique et régulier des jointures se trouve profondément troublé. Les membres enfin prennent de fausses et vicieuses attitudes.

Les diaphyses, le corps des os plats, les os courts subissent des changements quelquefois aussi notables, sans entraîner des résultats aussi fâcheux. On peut voir (fig. 9) ce qu'est devenu le corps du péroné ; placé en regard de son congénère, il possède des proportions monstrueuses. Je possède un os iliaque où le nouvel os forme un second ilion, juxtaposé à l'ancien, plus épais et plus important que ce dernier. D'habitude les changements de forme sont beaucoup plus limités ; ils se produisent en regard du siège de la lésion tuberculeuse et ils déterminent un épaississement des diaphyses à ce niveau. Cet épaississement est circonférentiel ou limité à une des faces d'un os, à un bord même ; il est lisse, assez uni, inégal ou parsemé de petites aspérités. L'attitude des membres ne se trouve pas atteinte ; leur conformation seule en souffre.

CHAPITRE III

Les observations suivantes viennent à l'appui des considérations qui précèdent sur la tuberculose osseuse et ses complications les plus immédiates. Elles sont groupées de manière à
constituer plusieurs séries.

La première catégorie comprend les faits où la tuberculose
est évidente ; la présence des granulations y est constatée le plus
habituellement, et, quand elles font défaut dans les os atteints
par suite de l'intensité des lésions destructives, on trouve ces
mêmes granulations dans des régions éloignées du squelette,
ou il est survenu une méningite tuberculeuse qui donne à l'affection primitive des os sa véritable signification. Ajoutons
enfin que l'inspection microscopique a révélé dans d'autres
circonstances l'existence de tubercules élémentaires dans les
fongosités. Mais cette série de faits, pour avoir toute sa valeur,
doit être complétée par les observations déjà présentées dans
la seconde partie sur les abcès concomitants, et dans le premier
chapitre de la troisième partie de ce mémoire, où l'examen des
parois des abcès ossifluents a démontré l'existence des follicules tuberculeux. Cet ensemble de faits gagnerait à être présenté sous cette dernière forme ; le nombre assez imposant
de ces observations ne manquerait pas de frapper l'attention en montrant la fréquence extrême de la tuberculose osseuse. Mais nous avons dû sacrifier cette manière d'exposer
la question pour faciliter les descriptions de cette étude.

Une seconde série de faits se compose de plusieurs observations d'abcès tardifs apparaissant dans les maladies des os qui ont amené la destruction plus ou moins complète de l'articulation dont ces os font partie. Ces abcès sont d'ailleurs intra-articulaires ou en dehors de la jointure. Dans le premier cas l'articulation n'était le siège que d'une ankylose incomplète, et c'est dans le tissu inodulaire plus ou moins disposé en loges qu'une poussée inflammatoire venant à se produire a amené la formation de l'abcès ; on peut encore supposer que l'affection osseuse n'avait terminé son évolution qu'en apparence et que, reprenant son cours sous diverses influences, il s'est fait à l'extérieur de l'os un travail de propagation tardif et lent, qui a amené la formation secondaire de ces abcès par un mécanisme comparable à ce qui se produit dans les premières périodes de l'affection.

On doit rapprocher des faits de ce groupe deux observations d'abcès symptomatiques de maux de Pott, XLIV et LI, dans lesquelles les sujets ont paru guéris pendant plusieurs années, et ce n'est que huit et dix ans après la formation de la gibbosité que se sont montrés les abcès.

La troisième série d'observations comprend celles où la température a été prise avec une certaine continuité chez un même sujet.

Enfin, une dernière catégorie se compose d'un certain nombre d'exemples d'affections osseuses portant simultanément sur divers points du squelette. Ce dernier groupe serait beaucoup plus nombreux si on y ajoutait, pour ne former qu'un seul faisceau, tous les faits de même nature qui ont été présentés successivement dans divers chapitres de ce travail. Mais il n'a d'autre importance que celle qui se tire de l'influence générale à laquelle on doit rapporter toutes ces manifestations disséminées, et si dans les observations de ce groupe la cause génératrice ne se montre pas avec évidence, il n'en est pas de même dans les autres observations éparses qui présentent son produit spécifique, le tubercule.

PREMIER GROUPE

OBSERVATIONS VARIÉES DE TUBERCULOSE OSSEUSE.

Obs. LIV. — *Tumeur blanche du genou.* — *Cavité dans le tibia.* — *Tubercules pulmonaires.* —Bertholy, 5 ans, salle Saint-Augustin, n° 3, était dans le service de mon excellent collègue et ami M. le docteur Cadet de Gassicourt, pour une tumeur blanche du genou droit datant de deux ans, lorsqu'il fut atteint d'une broncho-pneumonie à laquelle il succomba. M. Cadet de Gassicourt eut la complaisance de me laisser faire l'autopsie, et voici le résumé des lésions qu'on a trouvées.

Autopsie, le 16 mars 1880.

Trajets fistuleux au niveau de la tubérosité antérieure ; l'articulation est pleine de fongosités ; le fémur est dépouillé de cartilage. A la coupe : l'épiphyse présente une coloration jaune verdâtre, la moelle est gélatineuse par places étendues, les aréoles sont plus larges, l'os est plus mou, plus friable. — Le cartilage conjugal paraît sain ; au-dessus la moelle rouge et diffluente présente plusieurs petits points brillants demi-transparents, qui sont des granulations tuberculeuses. — Le tissu compact est diminué des deux tiers.

Tibia. — On trouve dans l'épiphyse une volumineuse cavité tapissée par une fausse membrane à laquelle adhèrent des grains et des fragments osseux ; cette fausse membrane présente des bourgeons qui s'insinuent dans les parties osseuses voisines. Autour de cette cavité les aréoles du tissu osseux sont très agrandies ; il en est qui ont les dimensions d'un gros pois et quelques-unes sont remplies de moelle gélatiniforme d'un gris verdâtre, demi-transparente, adhérente à la paroi de la cavité. D'autres aréoles sont remplies de moelle rouge ou de fongosités.

Poumons. — Le lobe supérieur du poumon droit présente des noyaux d'induration formés par des îlots de pneumonie autour de granulations tuberculeuses.

Notons dans le pli de l'aine un énorme ganglion plein de matière caséeuse.

L'examen histologique a été fait et on a tour à tour étudié la moelle gélatineuse ou gélatiniforme, l'ostéite raréfiante, les fongosités. — La moelle gélatiniforme est constituée par du tissu conjonctif myxomateux dont les réseaux sont comparables à ceux de la gélatine de Wharton. De nombreux tubercules élémentaires existent dans les fongosités.

Obs. LV. — *Coxalgie suppurée.* — *Moelle infiltrée de granulations tuberculeuses.* — *Méningite.* — Carrey, 12 ans, entré le 20 janvier 1876, salle Napoléon, n° 11, mort le 5 juin 1878.

Entré pour une coxalgie gauche qui ne tarda pas à suppurer, cet enfant, après avoir résisté à l'ouverture de nombreux abcès, était en bonne voie de guérison, quand il fut pris d'accidents pulmonaires bientôt suivis de méningite qui déterminèrent la mort le 5 juin.

Autopsie. — *Cerveau.* — Granulations tuberculeuses le long de la scissure de Sylvius, foyers superficiels d'encéphalite.

Poumons. — Granulations dans la plèvre, les unes grises et demi-transparentes, les autres jaunes ; infiltration granuleuse des deux poumons.

Moelle des os. — Fémur malade. Moelle d'un rouge orange, plus liquide qu'elle ne doit être ; elle remplit le canal diaphysaire très agrandi qui ne présente plus de tissu spongieux. — Pareil état se retrouve dans la rotule et dans le tibia. L'épaisseur du tissu compact de la diaphyse du fémur est réduite à la moitié de ce qu'elle est du côté sain : on peut d'autant mieux en juger que le tissu spongieux a presque totalement disparu. — Une coupe verticale de l'os fait reconnaître tout de suite cette absence du tissu aréolaire. Sur toute la longueur de cette diaphyse, on trouve une cloison incomplète et des traces de tissu spongieux avec quelques aiguilles fines implantées çà et là sur la paroi interne de la diaphyse. Dans tout le reste de son étendue, la paroi interne est lisse et unie et l'os a une transparence remarquable ; en certains points même, l'épaisseur du tissu compact n'atteint pas un quart de millimètre, c'est une feuille de papier. Quand on arrive à l'épiphyse inférieure du fémur, on voit que le tissu aréolaire a aussi en grande partie disparu ; même état apparaît dans l'épiphyse proprement dite. Il n'y a pas la dixième partie des cloisons qui doivent exister, et, au lieu d'un tissu aréolaire fin, c'est un tissu cellulaire à grandes cavités. Le cartilage épiphysaire est intact comme le cartilage d'encroûtement. Le canal médullaire et toutes les cavités de l'os sont occupés par une moelle rouge parsemée de petits points les uns brillants et blanchâtres, d'autres plus gros, semi-transparents, et d'autres encore plus volumineux. Quand on gratte avec un scalpel, on trouve dans l'épaisseur de la moelle une quantité énorme de ces granulations. Dans le fémur sain, où la moelle présente les mêmes caractères, on retrouve aussi des granulations avec raréfaction du tissu spongieux et amincissement du tissu compact. J'ai encore rencontré ces altérations dans un des humérus et dans l'autre rotule, où je les ai cherchées. La rotule du côté malade est réduite à une coque cartilagineuse contenant quelques trabécules de tissu spongieux,

tandis que dans l'autre existe un reticulum fin. La moelle de la rotule
ressemble à celle du fémur ; de même celle des os du pied.

Articulation coxo-fémorale. — Ankylose osseuse avec raréfaction
osseuse par places. — Ganglions iliaques et lombaires engorgés ;
l'un d'eux est ramolli et laisse écouler un liquide rougeâtre et
purulent.

Obs. LVI. — *Tumeur blanche du genou. — Abcès et séquestres de la
tubérosité interne du tibia. — Granulations tuberculeuses.* — Thévenin
(Émile-Pierre), 3 ans, entre le 9 février 1880, salle Napoléon, n° 20.

L'enfant a toujours été malade ; il est atteint depuis longtemps
d'une tumeur blanche suppurée du genou gauche, et, à son entrée
à l'hôpital, il est dans un état de maigreur extrême ; il mange peu,
et il va ainsi en dépérissant jusqu'à sa mort qui survient le 17 mai.

Autopsie. — Un peu de liquide dans les plèvres ; noyau crétacé
au sommet d'un poumon. Liquide dans le péricarde, cœur sain.
Dans le péritoine, un peu de liquide.

La rate et le foie ne présentent rien. Les reins sont pâles à la
coupe.

Le genou gauche offre à la partie antérieure et interne une plaie
déprimée et sèche ; l'articulation est pleine de fongosités, et la coupe
du fémur présente une moelle rouge et diffluente avec de nombreux points d'ostéite raréfiante dans le tissu spongieux. Le tibia
présente des désordres plus considérables ; sur la face articulaire
de la tubérosité interne on aperçoit une grande échancrure, une
excavation remplie par des fongosités et de petits séquestres. Cette
ulcération se continue avec une cavité placée dans l'épiphyse, du
volume d'une grosse noisette. Le siège de la cavité se trouve non
seulement dans l'épiphyse proprement dite, mais il occupe encore
la partie de l'os placée au-dessous du cartilage épiphysaire ; de telle
sorte que ce cartilage se trouve détruit dans une étendue correspondante au grand diamètre de la cavité. En avant, le tissu osseux qui
forme paroi de la cavité est réduit à une mince coque. Les séquestres que renferme cette cavité sont d'un petit volume, au nombre
de trois et en disproportion avec la perte de substance subie
par l'os. Par une coupe antéro-postérieure dans le sens de l'axe de
l'os, on reconnaît que la cavité est tapissée par une membrane
de nouvelle formation dans toute son étendue (fig. 4). On voit en
outre l'interruption brusque dans la continuité du cartilage épiphysaire.

Cette coupe et de nouvelles faites au couteau montrent diverses
altérations voisines du tissu spongieux de l'épiphyse. Ici ce tissu est
pâle et anémié, en d'autres points il est grisâtre ; les aréoles sont
dilatées et de distance en distance, à mesure qu'on se rapproche du

canal médullaire, on aperçoit de petits points brillants arrondis ou ovoïdes. Ce sont des granulations tuberculeuses demi-transparentes; on les retrouve encore dans la partie supérieure de la moelle du canal médullaire.

Les ganglions lymphatiques inguinaux et poplités sont gros et présentent à la coupe des foyers caséeux de la grosseur d'une tête d'épingle.

Les corps vertébraux de la région dorso-lombaire n'ont présenté rien d'anormal à la coupe, de même que le sternum.

Obs. LVII. — *Abcès froid costal.* — *Méningite tuberculeuse.* — Guervin (Marie), 10 ans, entre le 1ᵉʳ avril 1879, salle Sainte-Eugénie, n° 1.

Antécédents. — La mère est bien portante; elle a eu six enfants dont trois sont morts; la grand'mère maternelle est morte poitrinaire. Rien du côté du père. L'enfant n'a pas eu de maladies antérieures.

État actuel. — Elle porte sur la partie latérale droite du thorax un abcès froid du volume d'une petite orange certainement symptomatique d'une lésion des côtes. Il existe en effet, sur la septième côte, en dehors de l'abcès, un léger gonflement, douloureux à la pression.

5 avril. — Ouverture de l'abcès sous le pansement de Lister; il sort un pus séreux et grumeleux; on sent au fond de la poche la côte dénudée, point de départ de la suppuration.

12 avril. — Premiers symptômes d'une méningite tuberculeuse; les parents emmènent leur enfant le 15 avril; nous avons fait prendre des renseignements pour savoir ce qui allait advenir; nous avons appris que l'enfant avait succombé le 20 avril.

Obs. LVIII. — *Affections osseuses multiples.* — *Tubercule du testicule.* — *Tubercules probables dans l'encéphale.* — Parret (Edmond-François), 6 ans, entre le 3 mars 1880, salle Napoléon, n° 36.

Cet enfant a eu des convulsions, des bronchites, la coqueluche à trois ans, la rougeole au mois de mai dernier. Du côté gauche existe une coxalgie qui remonte à six mois; la première phalange du médius présente un spina ventosa, et le coude du même côté des fongosités avec état douloureux de l'extrémité supérieure du radius.

L'épididyme gauche est énorme et forme un cimier de casque avec bosselures nombreuses; il est pris de la tête à la queue, le canal déférent est un peu plus gros que celui du côté opposé, et moniliforme.

Depuis quelques jours l'enfant a perdu la parole; il éprouve en même temps des convulsions dans les membres, plus prononcées du côté droit qu'à gauche. Malgré nos instances les parents ont tenu à le ramener chez eux et nous avons appris qu'il avait succombé. Les derniers phénomènes que nous avons constatés à l'hôpital indiqueraient l'existence presque certaine de tubercules dans l'encéphale.

Obs. LIX. — *Coxalgie droite.* — *Tubercules dans le cerveau et les poumons.* — Legrand (Alfred), 2 ans et demi, entre le 15 janvier 1877, salle Napoléon, n 30.

Mort le 21 février 1878.

Autopsie. — Membre dans la flexion et l'adduction. Après avoir coupé la peau autour du fémur, nous trouvons une large collection fessière contenant, avec du pus, des masses fongueuses, humides, du volume d'une noix ; leur tissu est mou, jaunâtre, caséeux. Le muscle grand fessier est infiltré de pus et de produits plastiques, ramolli, détruit par places ; ses fibres sont pâles et amincies. Le moyen fessier est contenu dans une gangue plastique criant sous le scalpel et s'opposant à la dissociation de ses fibres. Il est raccourci, très rapproché de la crête iliaque et très résistant. Pareil état existe en avant du grand trochanter, jusqu'à l'épine iliaque antérieure et inférieure, où la gangue plastique vient englober le tendon réfléchi du droit antérieur, après avoir passé au-dessus de la cavité cotyloïde. Cette substance est absolument fibreuse et fixe étroitement le grand trochanter au bassin. Au surplus, toutes les parties molles qui sont placées au-dessus du grand trochanter et qui vont au bassin, muscles, tendons ou autres, tout cela ne fait plus qu'une masse plastique provenant de poussées inflammatoires multiples et anciennes. La capsule articulaire, située sous cette gangue, présente une grande perforation qui conduit à l'abcès.

La cavité cotyloïde déformée, devenue plus longue dans le sens vertical, ne possède plus de cartilage d'encroûtement. Quant à la tête du fémur, elle a presque entièrement disparu. Une coupe verticale montre bien que le tissu osseux de la tête a disparu en avant du cartilage épiphysaire, car on voit ce cartilage former la surface de ce rudiment de tête. Sur cette coupe, le tissu osseux est d'un rouge uniforme, mais présente une dilatation des aréoles très frappante quand on le compare avec le côté sain. Au-dessous du cartilage épiphysaire, on voit une tache blanche de 1 centimètre carré, comme s'il y avait de l'infiltration purulente. La moelle diaphysaire offre une teinte un peu plus foncée que celle du côté opposé ; l'os est plus volumineux dans toutes ses parties, diaphyse, col, trochanter.

Cerveau. — Rien dans les méninges ; il existe dans la partie antéro-supérieure du lobe frontal gauche, en pleine substance grise, un tubercule ayant le volume d'un haricot. Un autre tubercule se rencontre à la surface de la dure-mère, à droite, au niveau du rocher, au-dessus du trou déchiré postérieur. Ce dernier est saillant, gros comme un haricot et contient une matière caséeuse.

Poumons. — Tubercules aux sommets. Rien dans les autres viscères.

Obs. LX. — *Coxalgie suppurée.* — *Tubercules de la synoviale.* — *Tubercules pulmonaires.* — *Méningite.* — Pombett (Jules), 15 ans, entre le 6 mars 1878, salle Saint-Augustin, n° 4 (service de M. Cadet).

Bons antécédents héréditaires et personnels. Il y a vingt-huit mois, il a eu des douleurs dans la hanche et dans le genou droit ; depuis six mois il ne peut plus marcher. Il y a trois semaines, un abcès s'est formé à la partie antérieure et supérieure de la cuisse ; l'abcès est aujourd'hui ouvert.

Avril. — On constate un vaste abcès iliaque qui s'ouvre spontanément.

10 mai. — On ouvre un autre abcès à la partie supéro-externe de la cuisse.

Le 15 mai, cet enfant est pris de vomissements ; dans les jours qui suivent, il présente de nouveaux symptômes de méningite tuberculeuse et son état s'aggrave ; il succombe le 5 juin.

Autopsie. — Vaste collection autour du fémur : un litre de pus grisâtre, fétide, mêlé de grumeaux. Un autre foyer part de l'articulation pour remonter par l'échancrure sciatique dans le muscle psoas.

Poumons. — Aux deux sommets tubercules jaunes de la grosseur de grains de chènevis.

Encéphale. — Granulations abondantes le long des vaisseaux de la base, vers la scissure de Sylvius.

Hanche. — Tête du fémur dépouillée de cartilage ; fongosités articulaires ; cartilage conjugal en partie détruit ; cavité cotyloïde dépouillée. Parties molles épaissies et fongueuses ; en certains points, où la synoviale persiste, on aperçoit des granulations tuberculeuses parfaitement visibles et reconnaissables. Il en existe également dans les fongosités.

Obs. LXI. — *Tumeur blanche du genou.* — *Séparation de la cavité en deux loges.* — *Méningite tuberculeuse.* — Weiss (Marie), 6 ans, entre le 17 octobre 1877, salle Sainte-Eugénie, n° 2.

Du côté des parents, il y a des antécédents de phthisie pulmonaire. L'enfant a eu la coqueluche à l'âge de 2 ans. Il y a huit mois elle se plaignit du genou droit ; bientôt se montra du gonflement, puis de la claudication. A son entrée à l'hôpital, on constate que la synoviale du genou est assez épaissie, surtout au niveau du fémur ; cet os est gonflé et douloureux à la pression sur le condyle interne. Le tibia n'offre rien d'anormal. On applique des pointes de feu, et le membre est placé dans un appareil inamovible. L'enfant n'accusait rien de nouveau localement lorsque, le 25 février. elle éprouve les premiers symptômes d'une méningite probable. Cette complication se confirme et elle succombe le 17 mars au matin.

Autopsie le 18. — *Genou.* — La rotule est encadrée d'une couche néo-membraneuse ; d'autres fausses membranes recouvrent la trochlée fémorale et adhèrent au condyle interne ; le cul-de-sac supérieur est comblé. La cavité du genou se trouve divisée par les fausses membranes en deux cavités distinctes, l'une interne, l'autre externe ; il existe un véritable médiastin entre elles. La coupe des os malades montre un amincissement du tissu compact du fémur et une dilatation des aréoles du condyle interne.

Cerveau. — A la surface de la pie-mère, dans la scissure de Sylvius, on observe de très nombreuses granulations tuberculeuses. Au sommet des poumons, on rencontre également quelques granulations grises, mais elles sont peu abondantes.

Obs. LXII. — *Cavité tuberculeuse du fémur ouverte dans l'articulation du genou.* — Courbet, 2 ans, entre le 10 mars 1879, salle Sainte-Eugénie, n° 20.

Pas de renseignements sur les antécédents éloignés. Il y a quinze jours, l'enfant a été prise d'une douleur au-dessus du genou droit ; au bout de quelques jours, les accidents s'amendèrent, et on vit se former un abcès qui s'est ouvert et ne s'est pas refermé. Il existe à la face externe du genou un trajet fistuleux communiquant avec la jointure par où le pus s'écoule. Les phénomènes généraux sont ceux d'une arthrite suraiguë ; l'enfant succombe quelques jours après son entrée à l'hôpital.

Autopsie, 19 mars. — Le genou est rempli de pus, la synoviale est un peu épaissie, sans fausses membranes. En arrière, la cavité articulaire communique avec une cavité considérable creusée à la face postérieure du fémur, au-dessus du condyle interne, cette cavité est pleine de matière caséeuse concrète et jaunâtre. Elle est profonde et constituée aux dépens du fémur lui-même réduit à une coque osseuse à ce niveau. Une fausse membrane tapisse la cavité. Autour d'elle, moelle rouge et comme normale. Une coupe verticale du fémur montre que la cavité est située au-dessus du cartilage épiphysaire, et qu'il n'existe pas autour d'elle d'ostéite apparente. Les viscères ne présentent pas de tubercules. En examinant la colonne vertébrale, nous avons trouvé dans l'épaisseur de deux corps vertébraux des granulations confluentes formant sur l'une une tache d'un jaune mat et opaque où l'on voyait les saillies des granulations en voie de se transformer en matière caséeuse.

En résumé, la cavité du fémur s'est produite chez cet enfant lentement et sans réaction ; puis brusquement éclatent des accidents d'arthrite suivis d'une mort prompte, dus à l'ouverture de la cavité dans la jointure du genou. Le contenu exclusivement caséeux et sans séquestre de cette cavité eût suffi pour indiquer déjà la nature tuberculeuse de l'affection, mais l'existence de granulations tuberculeuses dans les corps vertébraux est venue donner à cette opinion une assurance plus grande encore.

Obs. LXIII. — *Coxalgie ancienne.* — *Méningite tuberculeuse.* — Jolivet (Eugène-François), 7 ans, entre le 18 avril 1876, salle Napoléon, n°29.

Coxalgie ancienne suppurée ; le membre est dans la flexion à angle droit sur le bassin, dans l'immobilité absolue et dans la rotation en dedans, sans que le genou vienne se mettre au-devant de l'autre. Le grand trochanter, un peu gros, dépasse de 2 ou 3 centimètres la ligne ilio-ischiatique. Il existe au-dessous du grand trochanter, en avant du corps de l'os, au côté externe de la cuisse, une fistule qui semblerait indiquer une lésion du corps de l'os ou du trochanter. Mais elle conduit dans la région articulaire, vers la tête du fémur. Le 12 mai l'enfant a eu des convulsions, et la suppuration est devenue plus abondante. Puis des troubles plus graves apparaissent, vomissements, inégalité pupillaire, irrégularité du pouls et de la respiration, somnolence, coma et mort le 26 avril. L'autopsie n'a pu être faite.

Obs. LXIV. — *Ostéites tuberculeuses du premier métatarsien du pied gauche, de la mâchoire inférieure.* — *Méningite tuberculeuse.* — Clagers (Achille), âgé de 4 ans passés, entre à l'hôpital, salle Napoléon, n° 47, le 19 avril 1879 ; mort de méningite le 29 mai.

Cet enfant est de bonne apparence ; il a eu pendant l'allaitement quelques engorgements cervicaux ; pas d'autres affections jusqu'aux quatre derniers mois qui précèdent son entrée à l'hôpital. A cette époque il fut pris sans cause d'un gonflement localisé au premier métatarsien du pied gauche. Ce gonflement ne provoqua que de la gêne pour la marche ; il fut suivi d'un petit abcès qui s'ouvrit et qui est encore fistuleux aujourd'hui. Deux mois plus tard un gonflement se produisit également sur le corps de la mâchoire inférieure du côté droit ; un abcès se forma et s'ouvrit dans la bouche, il suppure encore.

Aujourd'hui, 20 avril, on constate que l'ostéite du métatarsien occupe tout le corps de cet os, les articulations sont saines. Par le cathétérisme du trajet fistuleux placé sur le dos du pied, on pénètre dans l'os. Du côté de la mâchoire on trouve un gonflement du maxillaire lui-même placé en avant du masséter ; la seconde petite molaire existe seule, les autres manquent. En arrière d'elle on voit du pus s'écouler dans la bouche, et avec le stylet on trouve que l'os est dénudé sous le périoste au niveau de la région gonflée.

Dans les premiers jours du mois de mai cet enfant présente les premiers signes de méningite et succombe le 29.

Autopsie. — Encéphale : la pie-mère présente des granulations et des infiltrations purulentes. Dans les poumons on trouve aux sommets quelques rares tubercules crus. Le premier métatarsien est reproduit planche XI, fig. 2. La coupe présente une infiltration remarquable de granulations tuberculeuses puriformes qui se dessinent dans les aréoles du tissu spongieux. Cette infiltration occupe presque tout le corps de l'os ; à côté d'elles on voit des taches purulentes. L'os est atteint d'ostéite raréfiante très accusée. La mâchoire n'a pas été examinée.

DEUXIÈME GROUPE

OBSERVATIONS DE LÉSIONS OSSEUSES CHRONIQUES COMPLIQUÉES D'ABCÈS TARDIFS.

OBS. LXV. — *Mal de Pott dorso-lombaire.* — *Abcès tardif survenu huit ans après l'apparition de la gibbosité ; l'enfant était considéré comme guéri depuis plusieurs années.* — Falot (Eugénie), 10 ans et demi, entre le 8 décembre 1879, salle Sainte-Eugénie, n° 11.

Père et mère bien portants ; grands parents morts jeunes et phthisiques. Vers l'âge de 2 ans, cet enfant commença à traîner les jambes ; et peu après il se montra une gibbosité dans la région dorso-lombaire, qui acquit bientôt un grand développement. Pendant plus de deux ans, l'enfant ne put marcher. A l'âge de 5 ans, on crut l'enfant guérie et depuis cette époque elle n'a pas cessé de marcher. Durant une période de plus de cinq ans il n'est rien survenu ; l'enfant se plaignait seulement de fatigue très grande par intervalles. Lorsqu'on l'a conduite à l'hôpital, il y a huit ans qu'elle portait sa gibbosité. Cette gibbosité occupe les quatre dernières vertèbres dorsales et les deux premières lombaires, elle est considérable. Il y a environ six semaines qu'il s'est montré une grosseur dans le pli de l'aine ; aujourd'hui cette grosseur a le volume du poing ; la peau qui la recouvre est rouge et prête à se rompre. Cette poche communique avec une seconde collection abdominale du même volume environ que celle de la cuisse ; elle est seulement plus allongée.

Le 10 décembre la poche crurale est ouverte largement sous le Lister; puis on fait une injection avec la solution phéniquée au cinquième et on place un gros drain dans la cavité. Les lavages avec une solution faible au centième sont renouvelés tous les jours. Aucun incident à noter; l'enfant quitte l'hôpital en conservant un trajet fistuleux.

Obs. LXVI. — *Tumeur blanche du genou.* — *Abcès tardif et partiel de l'articulation du genou.* — Leroy (Marie), 8 ans, entre le 24 avril 1876, salle Sainte-Eugénie, n° 28.

Ancienne tumeur blanche du genou droit guérie par ankylose dans la flexion; tous les mouvements sont abolis et la rotule adhère intimement aux os sur lesquels elle repose. Cet état existe depuis près de dix-huit mois, et la tumeur blanche du genou avait commencé à l'âge de 4 ans. Il est survenu depuis un mois environ un gonflement dans les parties molles du genou en dedans de la rotule. On ouvre cet abcès, et il s'écoule un liquide séro-purulent mélangé à quelques grumeaux caséeux; le doigt introduit dans la plaie arrive entre les surfaces du fémur et du tibia et un peu sous le bord interne de la rotule; mais ces surfaces ne sont pas dénudées; des adhérences fibreuses s'étendent entre ces surfaces des os et se continuent avec un tissu analogue qui les recouvre; on ne reconnaît plus les cartilages d'encroûtement, qui sont évidemment remplacés par du tissu fibro-cellulaire. L'abcès siège donc dans l'article et il est limité de tous côtés par les nouvelles adhérences. La cicatrisation a été fort lente, l'enfant a quitté l'hôpital présentant encore un trajet fistuleux.

Obs. LXVII. — *Coxalgie double.* — *Abcès froid tardif.* — Charlier (Joséphine), 14 ans, entre le 10 février 1876, salle Sainte-Eugénie, n° 32.

A l'âge de 5 ans cette jeune fille fut atteinte d'une coxalgie à gauche; cette coxalgie suppura plus tard et il persiste encore aujourd'hui un trajet fistuleux; on pénètre dans ce trajet sans arriver sur un os dénudé; il ne sort d'ailleurs qu'une fort petite quantité de pus, et le trajet se ferme pendant d'assez longs intervalles.

Un an après le début de cette première atteinte, l'enfant avait 6 ans, la hanche droite fut prise à son tour et on dut placer le membre inférieur droit dans un appareil qu'elle garda près de quinze mois. Malgré cette nouvelle complication, l'enfant, vers l'âge de 9 ans, put se lever et marcher, sans appareil, sans béquilles. Les fonctions des membres inférieurs étaient très restreintes à cause de la double immobilisation des hanches. Il y a cinq mois est survenu dans la fesse droite, immédiatement au-dessus du grand trochanter, un abcès froid du volume d'une orange. Cet abcès *tardif* a été ouvert le 15 février, on n'est pas arrivé sur un os dénudé ; la cicatrisation s'est faite assez promptement.

Obs. LXVIII. — *Tumeur blanche du genou. — Abcès froid tardif et partiel de l'articulation du genou.* — Senie (Maria), 10 ans, entre le 19 janvier 1877, salle Sainte-Eugénie, n° 39.

Elle a, depuis trois ans, une tumeur blanche du genou gauche. Une collection fluctuante très considérable s'est formée au côté interne de la rotule, s'étendant au-dessous et au-dessus de cet os, jusqu'au cul-de-sac supérieur. L'abcès est limité à une partie de l'articulation et ne va pas du côté externe (abcès partiel intra-articulaire). La rotule est déjetée en dehors et adhère à ce niveau à la synoviale, au périoste et aux ligaments ; l'articulation est ainsi comblée de ce côté. L'exploration des os montre que c'est le condyle interne du fémur qui est surtout malade. La jambe fléchie sur la cuisse est très amaigrie.

24 *janvier.* — Anesthésie par le chloroforme. On peut voir alors que la contracture musculaire jouait un certain rôle dans la flexion de la jambe et l'immobilisation de la rotule. J'ai pu, en effet, redresser la jambe et mouvoir un peu la rotule, mais il m'a été impossible de faire refluer le liquide de l'abcès vers le côté externe.

Ponction de l'abcès ; issue d'un pus liquide mêlé de grumeaux ; sanie purulente d'abord, à la fin sanguinolente.

TROISIÈME GROUPE

OBSERVATIONS SUR LA TEMPÉRATURE DES ABCÈS OSSIFLUENTS.

Obs. LXIX. — *Tumeur blanche du genou. — Abcès froid péri-articulaire. — Température locale au niveau de l'abcès.* — Lary (Étienne), 5 ans et demi, salle Saint-Augustin, n° 45 (Chroniques, service de M. Cadet de Gassicourt).

Tumeur blanche du genou gauche datant de dix-huit mois, caractérisée aujourd'hui par un gonflement considérable du fémur avec état cagneux pathologique. Presque pas de fongosités. Il existe, en regard de la lésion osseuse, au côté externe du genou, un abcès du volume du poing, qui remonte un peu et proémine en arrière du côté du creux poplité. L'abcès est sous-cutané, et l'on voit à sa surface un réseau de veines dessinant des marbrures. La peau rougit en un point. Après la ponction qui a eu lieu le 25 juillet, le pus présente une couleur café au lait foncé, quelques grumeaux blancs, des caillots noirs anciens, dont quelques-uns sont décolorés. Le liquide est filant et épais, légèrement teinté par quelques gouttes de sang. Quantité : 50 grammes.

RELEVÉ DES TEMPÉRATURES.

19 *juillet*. — Température générale axillaire, 37°,4.

Température locale { sur la région de l'abcès, 36°,4. / sur la région symétrique, 35°,8.

22 *juillet*. — Température générale axillaire, 37°,3.

Température locale { sur l'abcès, 36°,6. / côté sain, 35°,4.

25 *juillet*. — Température générale axillaire, 37°,6.

Température locale { sur l'abcès, 37°,3. / côté sain, 36°,1.

Obs. LXX. — *Vaste abcès froid fémoro-abdominal.* — *Liquide filant et alcalin.* — *Température locale au niveau de l'abcès.* — Pivert (Eugénie), 13 ans et demi, 7 juillet 1880.

Enfant de belle apparence, grande, forte et déjà pubère ; cependant elle est blonde et présente quelques attributs lymphatiques, elle a eu des maux d'yeux étant plus jeune, pas de glandes au cou. — Elle présente un vaste abcès froid fémoro-abdominal occupant la moitié supérieure de la cuisse et s'étendant sous les muscles adducteurs. Fluctuation très nette. L'abcès est réductible dans la fosse iliaque, mais sans remonter au-dessus de la moitié inférieure de cette cavité. Il est probablement symptomatique d'une lésion du bord iliaque.

On ne découvre aucune lésion à un examen attentif de la colonne vertébrale ni dans la hanche du membre inférieur ; de telle sorte que, selon toutes les probabilités, il existe une lésion très limitée de l'os iliaque.

On a d'abord évacué la poche par une ponction avec un gros trocart, qui a eu lieu le 9 juillet ; on a retiré 300 grammes d'un pus verdâtre, franchement alcalin, mélangé à quelques très rares petits caillots sanguins. Puis on a attendu jusqu'au 15 juillet sans prendre la température, jusqu'à ce que toute réaction provenant de la ponction ait disparu. Cette réaction n'a pas été d'ailleurs appréciable. Le liquide s'est reproduit très vite, et c'est pendant que la reproduction se faisait qu'on a relevé la température. Voici les résultats obtenus :

15 *juillet*. — Température générale axillaire, 38°.

Température locale { sur la région de l'abcès, 37°,6. / sur la région symétrique, 36°,1.

16 *juillet*. — Température générale axillaire, 38°.

Température locale { sur l'abcès, 37°,6.
{ côté sain, 36°,7.

17 *juillet.* — Température générale axillaire, 38°,2.

Température locale { sur l'abcès, 37°,3.
{ côté sain, 36°,5.

18 *juillet.* — Température générale axillaire, 38°.

Température locale { sur l'abcès, 36°,5.
{ côté sain, 36°.

20 *juillet.* — Température générale axillaire, 38°.

Température locale { sur l'abcès, 37°,5.
{ côté sain, 36°.

22 *juillet.* — Température générale, 37°,5.

Le 21 juillet, l'abcès s'est ouvert spontanément, tant la reproduction avait été rapide et intense.

Température locale { sur l'abcès, 35°,5.
{ côté sain, 36°,4.

24 *juillet.* — Température générale, 38°.

Température locale { sur l'abcès, 37°,5.
{ côté sain, 37°.

Obs. LXXI. — *Mal de Pott lombaire.* — *Abcès froid de la cuisse.* — *Température locale au niveau de l'abcès.* — Collet (Marie-Augustine), 7 ans et demi, salle Sainte-Geveviève, n° 46 (service des Chroniques : M. Triboulet).

Courbure arrondie avec angle proéminent portant sur les vertèbres lombaires.

Sur le tiers supérieur de la cuisse gauche, en avant, existe un abcès volumineux en voie de résolution. Il n'est nullement enflammé et encore sous-aponévrotique, la peau est saine à ce niveau.

RELEVÉ DES TEMPÉRATURES.

16 *juillet.* — Température générale axillaire, 37°,6.

Température locale { sur la région de l'abcès, 37°,2.
{ région symétrique, 37°.

19 *juillet.* — Température générale axillaire, 37°,8.

Température locale { sur l'abcès, 37°,6.
{ côté sain, 37°,1.

22 *juillet.* — Température générale axillaire, 37°,4.

Température locale { sur l'abcès, 37°.
{ côté sain, 36°.

25 *juillet.* — Température générale axillaire, 37°,5.

Température locale { sur l'abcès, 37°,1.
{ côté sain, 36°,5.

Ce même jour, 25 juillet, on fait une ponction et on retire environ

70 grammes d'un pus jaune verdâtre, légèrement citrin et clair, un peu filant et semi-fluide.

QUATRIÈME GROUPE

OBSERVATIONS D'AFFECTIONS OSSEUSES MULTIPLES.

Obs. LXXII. — *Ostéites multiples de l'humérus, du cubitus et du premier métacarpien du pouce.* — *Vaste cavité dans l'extrémité inférieure de l'humérus.* — *Formation considérable de nouvel os.* — *Mort par broncho-pneumonie tuberculeuse.* — Lamblin (Jeanne-Emma), âgée de 2 ans et demi, entre à l'hôpital, salle Sainte-Eugénie, n° 23, le 29 mai 1879.

Les grands parents de cet enfant vivent encore, mais le père et la mère sont morts tous les deux d'une affection de poitrine. Pendant que l'enfant était en nourrice, elle a eu de l'impétigo très abondant dans le cuir chevelu, et les ganglions cervicaux ont été engorgés. Elle n'a pas eu encore les maladies éruptives de l'enfance, pas de maux d'yeux ; pas d'écoulements par les oreilles. Elle entre aujourd'hui à l'hôpital pour une tumeur blanche du coude qui remonte à six mois environ. Les parties molles de l'articulation sont fongueuses, et il existe une fistule au côté externe par où le stylet s'engage dans l'articulation. Le cathétérisme fait constater en même temps que le cubitus et l'humérus sont dénudés. Il existe d'ailleurs un gonflement considérable de l'extrémité inférieure de l'humérus.

En même temps on constate un spina ventosa étendu à tout le corps du premier métacarpien du pouce de la main gauche. Les deux articulations de ce métacarpien sont prises et fongueuses ; deux fistules existent, une à chaque extrémité de l'os, — le spina ventosa a trois mois d'existence.

Quelques jours après son entrée à l'hôpital, cette enfant est prise de broncho-pneumonie et succombe.

Autopsie le 15 juin. — L'articulation du coude est pleine de fongosités ; l'humérus présente une vaste cavité (voir fig. 8) qui ne contient qu'un tout petit séquestre ; une matière caséeuse à demi solide l'entoure. Mais ce qu'il y a de plus frappant, c'est la couche de nouvel os qui entoure cette extrémité inférieure de l'humérus ; le nouvel os forme une gaine complète à l'ancien ; il a plusieurs centimètres de long et il acquiert en bas trois quarts de centimètre d'épaisseur. Le cubitus présente des dilatations d'ostéite raréfiante très prononcées dans les aréoles de l'épiphyse, et l'olécrane est en partie nécrosé.

Dans le spina ventosa tout le corps du métatarsien est nécrosé et ne forme plus qu'un séquestre raréfié compris dans la loge sous-périostée qui a fait du nouvel os par places.

Enfin les poumons sont infiltrés de granulations tuberculeuses, avec des noyaux de broncho-pneumonie ; les plèvres présentent aussi des granulations tuberculeuses.

OBS. LXXIII. — *Ostéites multiples des cubitus gauche et droit, spina ventosa de la première phalange de l'index droit, ostéite ancienne du radius, abcès ossifluents.* — Lepeyron (Vincent-Marie), âgé de 14 ans et demi, entre à l'hôpital Sainte-Eugénie le 12 mars 1879, salle Napoléon, n° 42. Cet enfant a eu la rougeole à 8 mois ; il paraissait se porter assez bien à la campagne lorsqu'il y a neuf mois il est venu à Paris ; depuis lors il a eu des glandes au cou et toute une série de lésions strumeuses pour lesquelles il est entré à l'hôpital.

Pourtant il y a deux ans, à Saint-Brieuc, il s'était formé vers le tiers inférieur de l'avant-bras droit, sur le côté externe du radius, un abcès froid qui s'est ouvert sans provoquer aucune espèce de douleurs. Cet abcès a suppuré longtemps ; il est sorti quelques petites esquilles ; c'est la première lésion osseuse.

Il y a trois ou quatre mois il est survenu à l'avant-bras gauche un gonflement ossifluent occupant la région postérieure du cubitus dans son tiers supérieur au-dessous de l'olécrane, ce gonflement s'est terminé par un abcès qui s'est aussi produit sans douleur, et qui persiste aujourd'hui sous forme d'un empâtement occupant le cubitus lui-même dans la limite que j'ai indiquée, et présentant deux petites fistules osseuses, c'est la seconde lésion atteignant le squelette.

Troisièmement, le coude du côté droit a été pris un peu après la lésion dont je viens de parler, et aujourd'hui ce coude présente les désordres suivants : l'extrémité inférieure de l'humérus paraît saine, la tête du radius le paraît aussi ; l'extrémité supérieure du cubitus seule présente une ostéite caractérisée par un gonflement olécranien, une douleur très vive au même point, et enfin par un abcès ossifluent reposant sur le cubitus ; mais en même temps la jointure du coude présente des fongosités dans les culs-de-sac postérieurs. Le membre est très atrophié.

Quatrièmement enfin, cet enfant porte depuis à peu près deux ans un spina ventosa de la première phalange de l'index droit, avec un orifice fistuleux occupant le côté externe du doigt par lequel on pénètre jusqu'au niveau de la phalange dénudée, en voie de séquestration et invaginée dans un os nouveau.

OBS. LXXIV. — *Ostéite de l'humérus. — Ancien spina ventosa.* — Lebourdais (Auguste), 10 ans, a un père très probablement tuberculeux. Quant à lui, il porte des marques, des cicatrices strumeuses. Nous constatons sur l'annulaire gauche une cicatrice adhérente qui indique un spina ventosa ancien ; une autre cicatrice existe à l'angle externe de l'orbite au niveau de l'os malaire. Depuis six ans, il est atteint d'une affection du coude droit ; amaigrissement très notable du membre supérieur de ce côté. Fongosités formant deux énormes bourrelets de chaque côté de l'olécrane ; du côté des os, sensibilité assez vive à la pression sur l'humérus au niveau de l'épicondyle et de l'épitrochlée, avec augmentation de volume ; les mouvements du coude sont très limités.

Le spina ventosa, aujourd'hui guéri, est survenu à l'âge de 2 ans, et a duré un an. Il existe au niveau de la partie moyenne de la première phalange de l'annulaire une cicatrice dorsale déprimée et adhérente. Le volume de l'os est diminué, sa longueur est moindre, les articulations sont saines, et cependant le doigt reste fléchi à cause de l'action prépondérante des muscles fléchisseurs, le tendon de l'extenseur ayant été compris dans les fongosités.

Obs. LXXV. — *Lésions osseuses multiples : coxalgie et mal de Pott.* — Gillot (Henri), 6 ans et demi. — Quelques cas de phthisie pulmonaire du côté des parents du père.

Coxalgie à droite avec flexion, allongement apparent et rotation en dehors. Gibbosité au niveau de la neuvième vertèbre dorsale qui fait une saillie angulaire très prononcée. La vertèbre qui précède fait aussi une saillie assez marquée, celle qui suit est au contraire déprimée. — Pas d'élargissement latéral. — La pression ne révèle pas de douleur au-dessous ; elle réveille au contraire une douleur très vive au niveau de la cinquième dorsale, douleur plus vive même qu'au niveau de la neuvième dorsale.

Il n'existe pas chez cet enfant d'abcès symptomatique ni aucun abcès concomitant.

Obs. LXXVI. — *Lésions osseuses multiples : coxalgie et mal de Pott.* — Guillaume (Adrien-Gaston), 8 ans et demi, entre le 12 octobre 1877, salle Napoléon, n° 45.

Coxalgie gauche avec flexion, abduction et rotation en dehors, remontant à l'âge de 4 ans et demi. L'enfant garde le lit depuis un an et demi, il a eu la rougeole six mois après le début de sa coxalgie ; c'est à la suite de cette fièvre éruptive que la gibbosité dorsale s'est montrée. — Elle occupe les quatre dernières vertèbres du dos, formant une courbure arrondie avec saillie de la onzième vertèbre. La douleur à la pression n'est pas très considérable, mais elle est plus prononcée dans la partie supérieure de la courbure. — Ce mal de Pott ne présente pas encore d'abcès symptomatique, que l'on puisse reconnaître en examinant le ventre avec soin. Enfin, en dehors de ces affections osseuses, l'enfant porte sur le bras gauche une petite gomme ramollie du volume d'une petite noisette. La mère ne s'est aperçue de l'existence de cette tumeur qu'il y a quinze jours.

OBS. LXXVII. — *Ostéites multiples du corps du péroné gauche, de l'extrémité du tibia droit, spina ventosa de la première phalange du petit orteil gauche, abcès froid concomitant au pied droit.* — Husson (Emile-Auguste), âgé de 6 ans, entre à l'hôpital, salle Napoléon, 19, le 18 février 1878. Les parents de cet enfant se portent bien ; il a, lui, une apparence lymphatique très marquée et il est très rachitique. Sa mère raconte ainsi l'origine des accidents. Il y a un an, sans cause apparente, elle a remarqué la présence d'une grosseur sur la cheville externe de la jambe gauche, à l'union de cette cheville avec le corps du péroné. Cette grosseur était indolente, elle n'avait pas provoqué de claudication, c'est comme par hasard que la mère s'en est aperçu. Cette grosseur a percé spontanément un mois après, et depuis il est resté un trajet fistuleux qui a toujours donné.

L'examen de cette jambe fait constater aujourd'hui : 1° une ouverture fistuleuse occupant la partie postérieure du péroné à l'union de la malléole externe avec le corps du péroné et qui, explorée avec un stylet, conduit directement sur l'os, dans lequel il s'engage.

La malléole ou plus exactement la portion d'os qui est autour du trajet et qui répond au collet de la malléole est très gonflée. L'hyperostose remonte sur le corps de l'os, de même qu'elle se traduit sur la partie inférieure où elle détermine un allongement malléolaire et une augmentation de volume de cette éminence. La comparaison du côté malade et du côté sain ne laisse à cet égard aucun doute. La pression sur le péroné hyperostosé n'est pas douloureuse. L'articulation n'a rien. Autour de cet os se trouve un gonflement profond des parties molles, mais ce gonflement ne dépasse pas les bords de l'os, et tout indique que l'articulation tibio-tarsienne n'a rien.

En même temps cet enfant porte au niveau de la première phalange du petit doigt du pied gauche un spina ventosa. Ce spina ventosa présente une ulcération de la peau, le stylet arrive dans le corps de la première phalange, l'articulation de la première phalange avec le cinquième métatarsien paraît saine.

Jusqu'à il y a un mois le pied droit n'avait rien eu. Il y a un mois, sans motif, il a paru un gonflement, qui a frappé la mère, sur le cou-de-pied du côté droit. En même temps l'enfant avait quelque peine à marcher, et la mère remarquait qu'il descendait un escalier plus difficilement. Ce gonflement a augmenté. On est frappé aujourd'hui par ce gonflement qui occupe la partie antérieure du cou-de-pied droit, en avant du bord antérieur du tibia ; cette tuméfaction n'existe qu'à ce niveau, on n'en trouve pas trace en arrière des malléoles. L'examen du péroné montre cet os sain. L'exploration du tibia fait reconnaître que la malléole interne est très augmentée de volume ainsi que la portion du bord antérieur qui lui succède.

Mais le gonflement s'étend surtout vers le bord antérieur. C'est de ce gonflement que part la tuméfaction, qui est fongueuse. En même temps l'exploration de l'os, au point de vue de la sensibilité, montre que le tibia est assez douloureux vers le cartilage épiphysaire.

En résumé, ostéite hypertrophiante de l'extrémité inférieure du tibia, de même que celle du péroné, avec fongosités existant dans la partie antérieure de la synoviale.

En même temps cet enfant porte un abcès froid placé sur le dos du pied. Cet abcès est petit et paraît indépendant de toute lésion des os.

CHAPITRE IV

Les qualités physiques des abcès froids ordinaires et des abcès ossifluents sont assez différentes des qualités du pus d'origine inflammatoire pour qu'il fût intéressant de rechercher ce que donne leur analyse chimique, afin de faire avec les autres abcès un travail de comparaison plus utile. A ma demande, M. Villejean, pharmacien en chef de l'hôpital Sainte-Eugénie, a bien voulu se charger de cette entreprise. Le sujet est devenu pour lui l'objet d'une série de recherches qui ne sont pas encore terminées et qu'il doit publier ; mais les résultats obtenus jusqu'ici sont assez importants pour être consignés dans ce travail et je donne le compte rendu de quatre analyses tel qu'il m'a été remis par M. Villejean. Je désire qu'il trouve ici mes remerciements, des soins et de l'empressement avec lesquels il a entrepris cette œuvre qui est la sienne.

PREMIÈRE ANALYSE.

Vaste abcès froid de l'abdomen et de la cuisse, probablement symptomatique d'une lésion de l'os iliaque contenant plus de 300 grammes de pus qui a été extrait par ponction (obs. **LXX**).

Liquide verdâtre, filant, à réaction nettement alcaline, d'une densité de 1,022, donnant par filtration un sérum complètement transparent.

On a analysé séparément le sérum et les matériaux solides, et on a rapporté les chiffres obtenus à une quantité de pus représentée par 1000.

1000 parties de ce pus étaient constituées par :

Sérum	949,30
Leucocytes humides	50,70

Composition du sérum.

Mucosine	13,82	
Sérine	25,57	
Métalbumine (hydropisine)	13,07	
Cholestérine	4,50	
Leucine et matières extractives indéterminées	7,25	949,30
Sels divers (principalement chlorures et phosphates minéraux)	6,44	
Matières non dosées et pertes	1,15	
Eau	877,20	

Matières albuminoïdes	5,16	
Cholestérine		
Lécithine et matières grasses	1,03	
Sels minéraux anhydres	0,52	50,70
Matières non dosées et pertes	0,12	
Eau	43,87	

Afin de pouvoir comparer les résultats de cette analyse avec ceux qui représentent, d'après Robin, la composition immédiate moyenne du pus (*Leçons sur les humeurs*, 1867, page 297), il convient de rapporter les chiffres précédents à 1000 parties de sérum et à 1000 parties de leucocytes humides. On obtient alors les tableaux suivants.

Composition du sérum pour 1000 parties.

Mucosine	14,63	
Sérine	27,07	55,60
Métalbumine (hydropisine)	13,90	
Cholestérine	4,72	
Leucine et matières extractives indéterminées	7,72	
Sels divers (principalement chlorures et phosphates minéraux)	6,83	
Matières non dosées et pertes	1,23	
Eau	923,90	
	1000, » *	

* Le sérum ne renfermait ni urée ni glucose.

Composition des leucocytes humides pour 1000 parties.

Matières albuminoïdes constituant les globules..... 101,80
Cholestérine..................)
Lécithine et matières grasses.....) 20,30
Sels minéraux anhydres........................ 10,20
Matières non dosées et pertes 2,30
Eau 865,40
                                              ———————
                                              1000, »

On peut ainsi remarquer que le pus qui nous occupe est beaucoup moins riche en matériaux solides que celui cité par Robin. La masse du sérum est à celle des leucocytes humides comme 95 est à 5 (environ); en d'autres termes, les leucocytes ne représentent que la vingtième partie du pus pris en totalité, tandis que la moyenne voudrait que cette proportion fût de un quart (environ). Ce fait confirme les analyses précédemment faites de pus très séreux.

D'autre part, la quantité totale d'albumine est notablement supérieure à celle que l'on trouve d'ordinaire; cette quantité atteint ici 55 grammes 60 pour 1000 de sérum, tandis que Delore n'en a trouvé que de 11 à 48 grammes.

Il est encore à remarquer que parmi ces matières albuminoïdes se trouve de la métalbumine (hydropisine) dont la présence dans le pus des abcès froids a été soupçonnée par Robin, car on trouve dans ses leçons (p. 311) la phrase suivante : « Ainsi que je l'ai dit, il n'y a pas que l'albumine dans ce fluide, il est probable qu'il s'y trouve un principe analogue à l'hydropisine ou à l'albuminose. » Ajoutons que les proportions relatives de sérine et de métalbumine qui existent dans ce sérum sont presque les mêmes que celles qu'on rencontre dans le sérum du sang; mais ce dernier en contient environ deux fois plus.

Toutefois, le fait le plus saillant est certainement la présence d'une aussi forte quantité de mucosine : plus de 14 grammes par litre. On sait que cette matière se rapproche beaucoup de la kératine, principe constituant du tissu conjonctif. Ne serait-on pas tenté d'admettre que cette mucosine résulte de la destruction de ce tissu ou d'un tissu analogue, c'est-à-dire de la transformation d'éléments anatomiques primitivement solides (??). On ne sait malheureusement rien (du moins à notre connaissance) qui puisse éclairer ce point de chimie biologique.

DEUXIÈME ANALYSE.

Abcès froid du volume d'un gros œuf de dinde occupant la région trochantérienne et descendant jusqu'au tiers supérieur de la cuisse. Il est symptomatique d'une coxalgie, chez une petite fille de 8 ans et demi.

ANALYSE INCOMPLÈTE.

Pour 1000 parties de pus.

Sérum...	850
Matériaux solides, humides...........................	150

Un accident de laboratoire a fait perdre les matériaux solides, ce qui est d'autant plus regrettable qu'ils n'étaient pas exclusivement formés de leucocytes.

Le sérum renfermait :

Mucosine...............................	8 gr. 65 pour 1000.	
Autres matières albuminoïdes..............	32 gr. 12	—
Sels minéraux anhydres.................	7 gr. 04	—

La faible quantité de matière recueillie ne permettait pas de faire une analyse complète.

Ce pus était très nettement alcalin ; et les autres matériaux contenus dans le sérum étaient sans doute analogues à ceux du pus n° 1.

TROISIÈME ANALYSE.

Abcès froid occupant le tiers supérieur de la cuisse et communiquant avec l'abdomen ; il est symptomatique d'un mal de Pott lombaire (obs. LXXI).

Pus jaune citrin clair et verdâtre. Ce pus très fluide était parfaitement neutre *et ne renfermait pas de mucosine.*

Très difficile à filtrer, les matières solides se déposant difficilement et passant au travers du filtre.

L'analyse a porté seulement sur 37 grammes de pus qui étaient constitués par :

Matières en suspension 1 gr. 150, lesquelles ont abandonné à l'éther 0 gr. 360 de matières grasses et autres.

Le liquide filtré renfermait 1 gr. 430 de matières albuminoïdes.

Par contre, les cendres s'élevaient à 0 gr. 360, parmi lesquelles 0 gr. 204 de chlorure de sodium, le reste étant représenté par des phosphates alcalins et terreux.

Pour 1000 parties de pus.

Total des matières solides en suspension	31,08
— matières solubles dans l'éther	9,73
Albumine totale	38,65
Cendres totales	9,73

QUATRIÈME ANALYSE.

Abcès froid symptomatique d'une lésion de l'extrémité inférieure du fémur qui a déterminé une tumeur blanche du genou (obs. LXIX).

Le pus est d'une couleur café au lait foncé ; il contient quelques grumeaux blancs ou jaunes, et quelques caillots noirs ; il est filant et épais. On n'en a recueilli que 33 grammes qui ont seulement laissé passer 18 grammes d'un sérum alcalin.

Ces 18 grammes de sérum renfermaient :

Mucosine 0,105	5,80	pour 1000
Albumine totale 0,565	31,40	—
Cendres 0,075	4,16	—
Eau et matières non dosées 17,255	958,64	—

Les 15 grammes de matière gélatineuse restée sur le filtre se réduisaient après dessiccation à 1 gr. 900 et renfermaient 0 gr. 100 de matières minérales.

FIN.

TABLE DES MATIÈRES

PREMIÈRE PARTIE

ABCÈS FROIDS PROPREMENT DITS OU ABCÈS TUBERCULEUX

CHAPITRE PREMIER

ANATOMIE PATHOLOGIQUE

CHAPITRE DEUXIÈME

CHAPITRE TROISIÈME

CHAPITRE QUATRIÈME

CHAPITRE CINQUIÈME

CHAPITRE SIXIÈME

CHAPITRE SEPTIÈME

CHAPITRE HUITIÈME

DEUXIÈME PARTIE

ABCÈS TUBERCULEUX APPARAISSANT DANS LE COURS DES AFFECTIONS CHRONIQUES DES OS, ABCÈS TUBERCULEUX CONCOMITANTS

CHAPITRE PREMIER

CHAPITRE DEUXIÈME

TROISIÈME PARTIE

TUBERCULOSE OSSEUSE

CHAPITRE PREMIER

CHAPITRE DEUXIÈME

CHAPITRE TROISIÈME

CHAPITRE QUATRIÈME

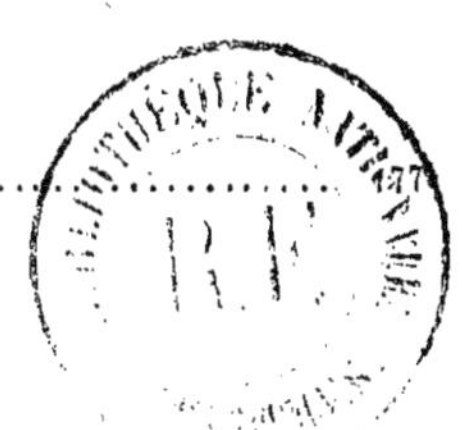

FIN DE LA TABLE DES MATIÈRES.

1645-80. — Corbeil, typ. et stér. Crété.